Au-delà des limites

La voie pour une Vie Epanouie et Connectée

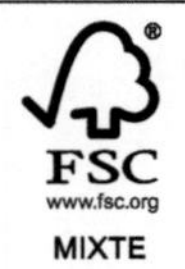

FSC
www.fsc.org
MIXTE
Papier issu
de sources
responsables
Paper from
responsible sources
FSC® C105338

Au-delà des limites

La voie pour une Vie Epanouie et Connectée

Mahi Franck Gbalé

Relecture : Karine RABIER JOURJON
Correction : Mahi Franck GBALE
Autres contributeurs : Kouassi JOURJON

Édition : BoD · Books on Demand, 31 avenue Saint-Rémy, 57600 Forbach, bod@bod.fr
Impression : Libri Plureos GmbH, Friedensallee 273, 22763 Hamburg (Allemagne)

ISBN : 978-2-3225-5640-3
Dépôt légal : Février 2025

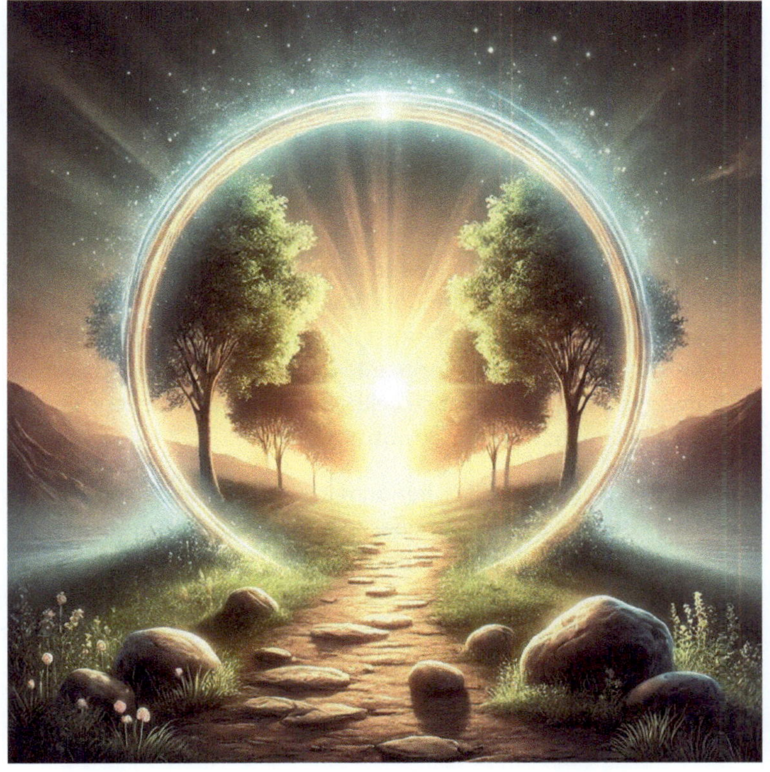

Bienvenue dans ce voyage intérieur, un chemin vers la redécouverte de ce qui vous rend unique et authentique. Si vous tenez ce livre entre vos mains, c'est que vous ressentez, quelque part en vous, l'appel à vivre pleinement, sans que les croyances, les doutes ou les jugements limitent
votre potentiel. Ce livre est un guide, une invitation à explorer votre esprit et à ouvrir les portes de votre liberté intérieure.

Dans un monde où tout va de plus en plus vite, il est facile de perdre le fil de qui l'on est vraiment. Nous sommes souvent influencés par des voix extérieures – celles de notre entourage, de notre éducation, et même de la société – qui nous imposent des croyances, des normes, des attentes. Ces voix s'insinuent en nous et finissent par façonner nos pensées, nos émotions, et même nos choix, jusqu'à parfois nous couper de notre essence. Ce livre est là pour vous aider à changer cela, pour vous montrer qu'en prenant conscience de vos croyances limitantes et en vous libérant de celles qui vous freinent, vous pouvez devenir pleinement créateur de votre vie.

J'ai moi-même traversé des périodes où je sentais que des forces invisibles – des croyances profondes – m'empêchaient d'avancer. C'est en découvrant les principes que nous allons explorer ici que j'ai commencé à défaire ces nœuds, pour enfin découvrir une version de moi-même plus libre et authentique. Ce parcours m'a appris qu'il est possible, pour chacun de nous, de se libérer de ce qui nous retient pour aller vers ce qui nous appelle vraiment.

À travers ce livre, nous allons aborder des principes fondamentaux, notamment issus des accords toltèques, de la PNL (Programmation Neuro-Linguistique), et de la psychologie positive. Chacun de ces outils vous permettra d'accéder à une version de vous-même plus libre, plus confiante, et plus en phase avec ce que vous ressentez profondément.

À chaque chapitre, nous découvrirons ensemble des méthodes concrètes, des exercices et des réflexions qui vous guideront pas à pas dans cette transformation. Vous verrez que ce n'est pas une simple question de théorie ; chaque idée, chaque principe est là pour être appliqué. Vous pourrez expérimenter, observer ce qui résonne en vous, et décider librement d'intégrer les changements qui correspondent à votre réalité.

Avant de plonger dans ce voyage, je vous invite à faire un premier pas simple : prenez un moment pour réfléchir et noter une ou deux croyances que vous ressentez déjà en vous et qui vous limitent. Cela pourrait être quelque chose comme "je ne suis pas assez bon dans…" ou "je ne mérite pas de réussir". Ce simple exercice vous aidera à prendre conscience de votre point de départ. Au fil des pages, vous pourrez revenir sur ces mots pour observer comment ils évoluent, se transforment, et s'apaisent.

Ce livre est conçu pour être votre compagnon de route, un soutien dans les moments de doute et une inspiration dans les moments d'élan. Si vous êtes prêt à faire preuve d'honnêteté envers vous-même, à ouvrir votre esprit et votre cœur, alors ce voyage est pour vous. Prenez le temps de parcourir chaque chapitre, d'intégrer les exercices, de noter vos propres réflexions. Se libérer des croyances limitantes demande du courage, de la patience et une volonté de se regarder en face, même dans les moments de vulnérabilité. Mais la bonne nouvelle est que vous n'êtes pas seul dans ce processus, et que chaque petit pas compte.

Notre premier pas ensemble est simple mais puissant : reconnaître que tout ce que nous pensons et croyons n'est pas forcément vrai. Certains de nos schémas mentaux, bien que profondément ancrés, ne sont que des conditionnements que nous avons intégrés au fil du temps. Ce livre vous aidera à les identifier, à questionner leur bien-fondé, et surtout à les reprogrammer pour laisser place à de nouvelles croyances, plus alignées avec qui vous êtes vraiment.

Alors, êtes-vous prêt à redécouvrir le pouvoir qui sommeille en vous ? Ce cheminement vous attend, avec tout ce qu'il promet de transformation et de liberté.

Prendre Conscience de ses Croyances Limitantes

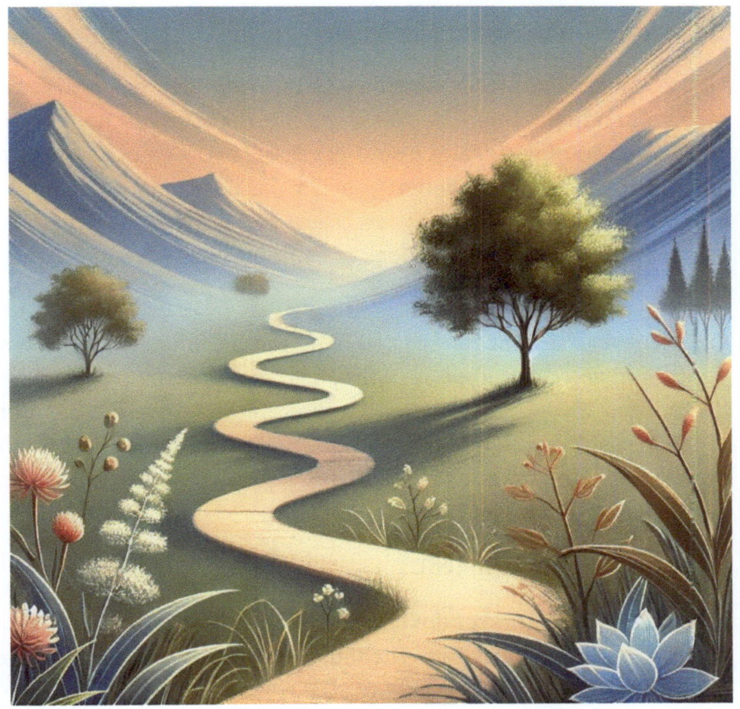

"Ce n'est pas tant ce qui nous arrive qui façonne notre vie, mais ce que nous croyons à propos de ce qui nous arrive."

Qu'est-ce qu'une croyance limitante ?

Les croyances limitantes sont des idées profondément ancrées qui façonnent notre manière de voir le monde, de nous voir nous-mêmes et de percevoir les autres. Ce sont ces petites voix en nous qui disent "je ne suis pas assez compétent", "je n'ai pas de chance en amour", ou encore "je ne mérite pas de réussir". Ces pensées, souvent inconscientes, dictent nos actions et limitent notre potentiel sans que nous en ayons toujours conscience.

Ces croyances se sont formées au fil du temps, influencées par notre éducation, notre culture, nos expériences et parfois même les paroles de proches. Elles se sont installées discrètement, comme des filtres invisibles qui biaisent notre vision de nous-mêmes et de nos possibilités. Prendre conscience de leur existence est le premier pas vers la liberté intérieure.

Pourquoi elles nous limitent

Imaginez que vous portez des lunettes avec des verres teintés. Chaque expérience, chaque relation et chaque défi que vous rencontrez est perçu à travers cette teinte particulière. Ainsi, même les meilleures opportunités peuvent sembler inaccessibles, et les épreuves peuvent paraître insurmontables. Les croyances limitantes agissent de la même manière : elles façonnent nos perceptions, orientent nos décisions, et créent des scénarios intérieurs qui se répètent.

Prenons un exemple simple : si vous croyez depuis toujours que vous n'êtes "pas assez bon" pour obtenir un poste que vous convoitez, cette croyance risque de vous pousser à abandonner avant même d'avoir essayé. Et même si vous tentez le coup, cette pensée pourrait vous faire douter de vous-même durant tout le processus, limitant ainsi vos performances et la façon dont les autres vous perçoivent. En fin de compte, la croyance finit par se vérifier, non pas parce qu'elle est vraie, mais parce que vous l'avez inconsciemment rendue vraie.

Origines des croyances limitantes

Les croyances limitantes se forment souvent dès l'enfance, et sont renforcées par les expériences vécues. Elles peuvent naître de remarques apparemment anodines – un enseignant qui nous dit "Tu n'es pas très doué en mathématiques", un parent qui critique notre capacité à bien faire quelque chose. Elles peuvent aussi provenir de notre environnement social : par exemple, les normes ou les attentes sociétales, qui définissent "ce qu'on peut" ou "ce qu'on ne peut pas faire". Ces idées prennent racine et façonnent notre perception de nous-mêmes.

Certaines croyances limitantes sont également héritées. Les croyances de nos parents et de nos proches influencent les nôtres. Par exemple, si vous avez grandi dans un environnement où l'on disait souvent que "l'argent ne pousse pas sur les arbres" ou que "la réussite est réservée à quelques chanceux", il est possible que vous ayez intégré ces idées comme des vérités.

L'impact émotionnel des croyances limitantes

Ces croyances limitantes ne se contentent pas de limiter nos actions ; elles affectent aussi profondément nos émotions. Une personne qui croit qu'elle n'est "pas à la hauteur" peut ressentir de la peur et de l'anxiété chaque fois qu'elle doit relever un défi. Quelqu'un qui pense qu'il n'est "pas digne d'être aimé" peut éprouver de la tristesse, de la solitude ou de la frustration. Les émotions négatives renforcent encore ces croyances, et un cycle se crée : les croyances influencent nos émotions, et nos émotions confirment les croyances.

Prendre conscience de ce lien entre croyances et émotions est essentiel pour la transformation. En identifiant non seulement la pensée limitante, mais aussi l'émotion qu'elle éveille, on commence à desserrer l'emprise de ces schémas mentaux.

Comment identifier vos croyances limitantes

Le chemin pour dépasser ces croyances commence par la prise de conscience. Cela peut sembler difficile au départ, car ces pensées nous paraissent souvent tellement "normales" que nous ne les remettons pas en question. C'est pourquoi un travail d'introspection est essentiel.

Exercice : Listez vos croyances limitantes

Prenez un moment, fermez les yeux et respirez profondément. Maintenant, pensez à un domaine de votre vie dans lequel vous sentez des blocages, de la frustration ou des doutes. Cela peut concerner votre vie professionnelle, vos relations, ou même votre propre estime de vous- même.

Notez toutes les pensées qui vous viennent à l'esprit en répondant aux questions suivantes :Quelles sont les idées récurrentes ou les petites voix intérieures qui apparaissent ?

Y a-t-il des situations où vous vous êtes dit "je ne peux pas", "je n'y arriverai pas", ou "ce n'est pas pour moi" ?

Essayez d'identifier d'où viennent ces croyances. Est-ce une expérience de l'enfance ? Une remarque que quelqu'un a faite ? Une comparaison avec les autres ?

Pour aller plus loin, voici un tableau que vous pouvez compléter au fur et à mesure :

Croyance Limitante	Origine Possible	Impact sur ma vie
Je ne suis pas créatif	Mon professeur m'a dit ça en primaire	J'évite les activités créatives, je doute de mes idées
Je ne mérite pas le succès	J'ai grandi en pensant qu'il fallait se faire petit	J'abandonne mes projets, je reste dans ma zone de confort

Mini-encart : Une exploration en douceur

« N'oubliez pas que chaque croyance limitante que vous identifiez est un point de départ. Ce n'est ni un défaut ni un échec, mais simplement une part de vous qui demande à être entendue et comprise. Traitez chaque pensée avec bienveillance, comme vous le feriez avec un vieil ami qui a besoin de réconfort. »

L'importance de la bienveillance envers soi-même

Prendre conscience de ses croyances limitantes peut soulever des émotions variées : frustration, surprise, et parfois même de la colère. Il est essentiel de vous accorder de la bienveillance dans ce processus.

Ces croyances ne définissent pas qui vous êtes, elles ne sont que des idées que vous avez adoptées à un moment donné. Ce ne sont pas des vérités absolues, seulement des perceptions.

Ayez de la compassion envers vous-même. Ces pensées limitantes ne sont pas apparues sans raison, et elles ne disparaîtront pas du jour au lendemain. Elles ont fait partie de vous, et vous ont peut-être même protégé à certains moments. Leur remise en question est un acte de courage, un cadeau que vous vous faites pour vous libérer et aller au-delà de ce que vous pensiez possible.

Un premier pas vers le changement

À ce stade, vous avez commencé à identifier certaines des croyances qui influencent votre vie. C'est une étape majeure. Vous avez allumé une lumière sur ce qui était jusque-là caché. Mais la prise de conscience n'est que le début du voyage.

Dans les prochains chapitres, nous aborderons des techniques pour reprogrammer ces croyances, les transformer en pensées et en comportements plus positifs. Vous apprendrez à créer de nouvelles perceptions de vous-même, de vos capacités et de vos choix. Mais pour l'instant, prenez un moment pour célébrer cette première étape.

C'est un moment de libération, une porte d'entrée vers un nouveau regard sur vous- même.

Conclusion du Chapitre

Ce chapitre vous a guidé à travers la première étape essentielle : la prise de conscience de vos croyances limitantes. Ce simple acte de les identifier est une puissante déclaration à vous-même : "Je suis prêt(e) à changer."

En prenant conscience de vos pensées, vous avez posé le premier pied sur le chemin de la transformation.

Soyez patient et bienveillant. Le processus de libération des croyances limitantes est une danse subtile entre l'esprit et le cœur. Vous êtes ici pour apprendre, pour vous explorer, et pour vous retrouver. Dans le prochain chapitre, nous allons plonger dans l'art de remettre en question ces croyances, en les désamorçant avec des outils concrets et puissants. Car la véritable liberté réside dans la capacité à choisir les pensées qui nous accompagnent chaque jour.

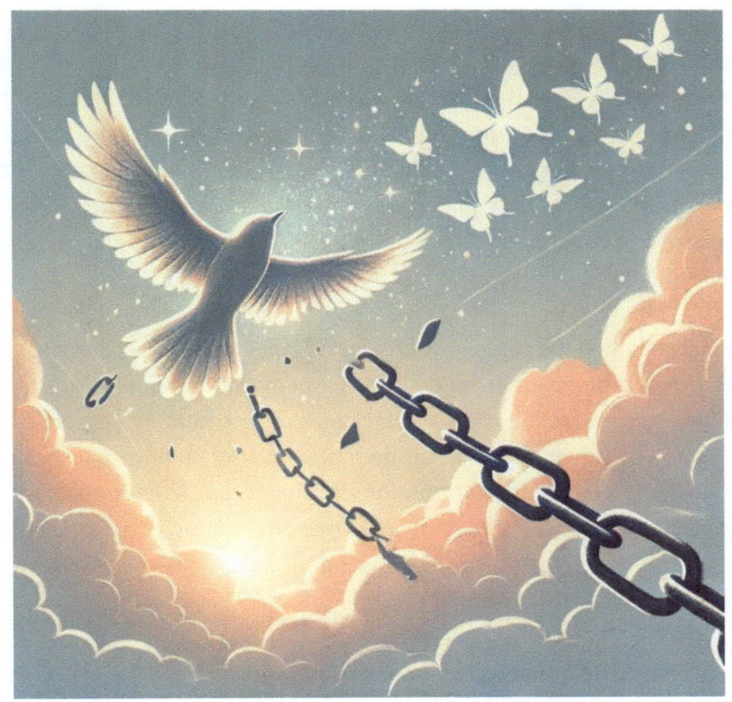

"Les croyances ne sont pas des vérités : elles ne sont que des idées que nous avons adoptées un jour et qui, avec le temps, se sont solidifiées."

Dans le chapitre précédent, vous avez commencé à identifier certaines de vos croyances limitantes. Vous avez pris conscience de la façon dont ces pensées peuvent orienter vos choix, influencer vos émotions, et parfois même vous éloigner de votre potentiel. Le simple fait de les voir et de les noter est une étape de libération importante, car cela montre que ces croyances ne sont pas invisibles, mais bien accessibles et modifiables.

La prochaine étape de ce voyage est de transformer ces croyances, de les reprogrammer pour qu'elles deviennent des ressources positives et non des obstacles. Vous allez apprendre ici comment remettre en question ces idées, les recadrer pour leur donner un nouveau sens, et les remplacer par des affirmations positives qui soutiennent votre épanouissement. Car si les croyances peuvent limiter, elles ont aussi le pouvoir d'ouvrir des portes insoupçonnées lorsqu'elles sont en accord avec vos véritables aspirations.

Comprendre le Pouvoir du Questionnement

Remettre en question une croyance limitante est une démarche qui consiste à prendre une certaine distance avec elle. Plutôt que de la prendre pour une vérité absolue, on la regarde comme un "programme" qui a été inscrit dans notre esprit. Cela permet de comprendre que la croyance est une interprétation, et non une réalité.

Prenons un exemple concret. Supposons que vous avez noté une croyance telle que *"Je ne suis pas assez doué pour réussir"*. Cette idée a probablement une origine, que ce soit une expérience passée ou une remarque que quelqu'un a faite. Mais est-ce réellement une vérité ? Ou est-ce simplement une idée que vous avez adoptée sans la remettre en question ? En regardant cette croyance de manière objective, on commence à voir qu'elle est loin d'être absolue.

Exercice de Questionnement :

Posez-vous les questions suivantes pour chacune de vos croyances limitantes :

1. Cette croyance est-elle réellement fondée ? Quelles preuves ai-je pour la justifier ?

2. D'où vient cette croyance ? Est-ce quelque chose que j'ai ressenti ou que l'on m'a dit ?

3. Si je n'avais pas cette croyance, comment est-ce que je me comporterais dans cette situation ?

4. Est-ce que je serais prêt(e) à envisager que cette croyance est fausse ?

En répondant à ces questions, vous vous permettez de voir la croyance comme une simple pensée, détachée de votre identité. Vous commencez ainsi à la désamorcer, à l'affaiblir, et à l'ouvrir à une possibilité nouvelle.

Le Recadrage : Transformer le Sens des Croyances

En PNL, le recadrage est une technique qui consiste à redéfinir la signification d'une situation, d'un souvenir, ou d'une croyance. C'est comme si vous changiez de "cadre" pour regarder cette croyance sous un nouvel angle, en choisissant un point de vue qui est plus positif ou plus constructif.

Exemple de Recadrage :

Supposons que vous croyez *"Je suis trop timide pour parler en public"*. Au lieu de considérer cette timidité comme un défaut, vous pourriez recadrer cette idée en vous disant : *"Ma réserve me permet d'être un bon auditeur, ce qui est une qualité précieuse pour établir des connexions profondes avec les autres"*. Le recadrage permet de transformer la croyance limitante en une ressource ou une qualité qui devient une force.

Exercice de Recadrage :

Choisissez une croyance limitante que vous avez identifiée et posez-vous les questions suivantes :

1. Quel autre sens puis-je donner à cette croyance ?

2. Quels aspects positifs ou utiles puis-je voir dans cette situation ?

3. Comment cette croyance pourrait-elle me servir, d'une manière ou d'une autre ?

En trouvant de nouvelles significations, vous changez l'impact émotionnel de la croyance et vous créez un nouveau cadre de pensée. Ce nouveau cadre rend la croyance limitante moins contraignante et ouvre des perspectives plus positives.

Créer une Nouvelle Croyance avec la Visualisation

La visualisation est un outil puissant pour "voir" la vie que vous aimeriez mener sans cette croyance limitante. En imaginant une situation où cette croyance n'existe plus, vous commencez à ressentir la liberté, la confiance et l'aisance que cela procure. Votre esprit reçoit ce nouveau modèle, et vous vous rapprochez de la possibilité de vivre cette réalité.

Exercice de Visualisation :

1. Fermez les yeux et prenez une profonde respiration.

2. Imaginez que la croyance limitante que vous avez identifiée a disparu. Vous êtes maintenant libre de toute idée qui vous disait que "vous n'êtes pas assez bon", "vous ne pouvez pas réussir", ou autre.

3. Visualisez une situation où vous agissez pleinement en accord avec cette liberté nouvelle. Comment vous sentez-vous ? Que faites-vous ? Quels sont vos sentiments et vos actions dans cette version de vous-même ?

4. Restez dans cette visualisation quelques minutes, en prenant le temps de savourer les émotions positives qui en découlent.
Plus vous pratiquez cette visualisation, plus votre esprit va intégrer cette nouvelle image de vous-même. Vous commencez à programmer une nouvelle croyance dans votre esprit, une croyance qui vous ouvre des possibilités et renforce votre confiance.

Affirmations Positives pour Ancrer la Nouvelle Croyance

Les affirmations positives sont des phrases simples et inspirantes que vous pouvez répéter régulièrement pour reprogrammer votre esprit. Elles remplacent les croyances limitantes par des messages positifs et puissants qui reflètent vos aspirations.

Exemples d'Affirmations Positives :

• *"Je mérite le succès et j'accepte les opportunités qui se présentent à moi."*

• *"Je suis capable de faire face à tout défi avec confiance et assurance."*

• *"Je suis digne d'amour et d'appréciation, tel(le) que je suis."*

Conseils pour bien utiliser les affirmations :

• Répétez-les chaque jour, le matin au réveil et le soir avant de dormir.

• Formulez-les au présent, comme si elles étaient déjà vraies.

• Mettez-y de l'émotion ; plus vous ressentez ce que vous dites, plus l'impact sera fort.

En répétant ces affirmations, vous ancrez progressivement la nouvelle croyance dans votre esprit. Elle commence à remplacer les pensées limitantes, en créant un nouveau discours intérieur positif et encourageant.

Pourquoi les affirmations fonctionnent :

Les affirmations fonctionnent parce qu'elles reprogramment le subconscient à travers la répétition. Plus vous entendez et ressentez une idée positive, plus votre cerveau l'intègre comme une réalité, créant de nouvelles connexions neuronales en harmonie avec votre nouvelle croyance.

Mettre en Place une Pratique Quotidienne

Changer une croyance limitante est un processus qui demande du temps, de la patience et de la répétition. Pour que ces nouvelles croyances s'installent durablement, intégrez une routine quotidienne où vous pratiquez vos affirmations et votre visualisation. Par exemple, chaque matin, commencez la journée en répétant vos affirmations et en vous visualisant sans vos anciennes limitations. Et chaque soir, faites un bilan de la journée en observant les moments où vous avez ressenti les bienfaits de vos nouvelles croyances.

Encart : Créer un Journal de Transformation

« Pour rendre cette reprogrammation encore plus puissante, tenez un journal où vous pourrez noter vos évolutions. Chaque jour, prenez quelques minutes pour écrire sur les moments où vous avez ressenti le soutien de vos nouvelles croyances. Observez également les situations où d'anciennes croyances ont refait surface et comment vous les avez accueillies. Ce journal vous permettra de voir vos progrès et de renforcer votre engagement dans cette transformation. »

Conclusion du Chapitre

Dans ce chapitre, vous avez appris à remettre en question vos croyances limitantes, à les recadrer, et à les remplacer par des croyances positives et inspirantes. Cette démarche est un acte de création : vous redéfinissez qui vous êtes et ce que vous êtes capable de faire. Ce processus demande de la persévérance, mais chaque jour, vous vous rapprochez un peu plus de la version de vous-même qui est libre, confiante, et alignée.

La prochaine étape de ce voyage sera de renforcer ces nouvelles croyances en développant une attitude d'auto-encouragement et en cultivant une relation bienveillante avec vous-même. Car c'est en apprenant à s'aimer et à se soutenir que l'on découvre pleinement la puissance de son potentiel.

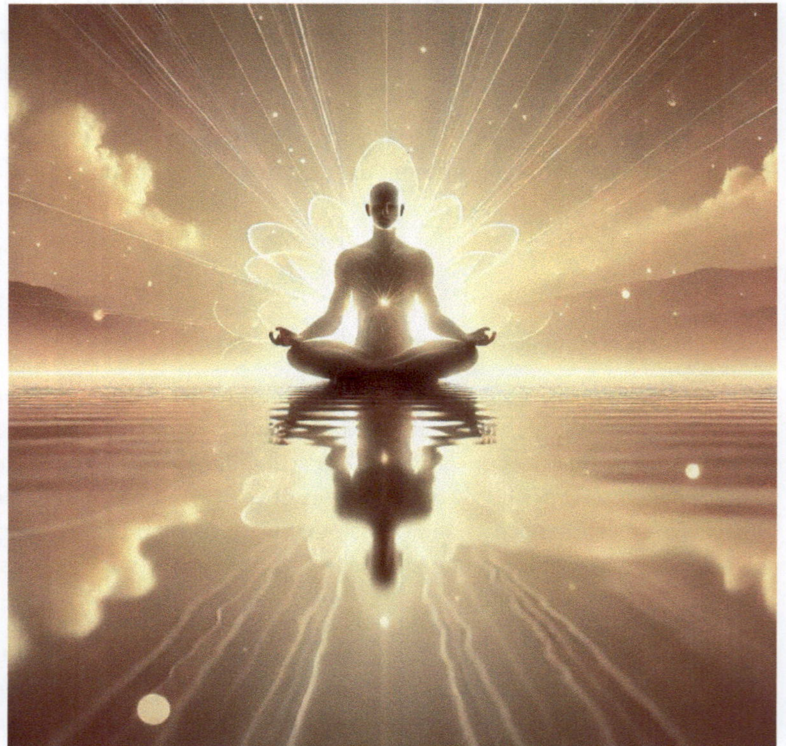

« Il n'y a pas de plus grand pouvoir que de croire en soi avec amour et bienveillance. Car c'est de cette conviction que naît la force de tout accomplir. »

Dans ce parcours de transformation, il est naturel de rencontrer des hauts et des bas. Au fil de votre cheminement, certains jours vous vous sentirez empli de confiance et de motivation, tandis que d'autres, il vous semblera que d'anciennes croyances refont surface. Ce chapitre est là pour vous rappeler que la bienveillance envers soi-même est l'une des clés pour un changement durable.

Pour que les nouvelles croyances positives s'installent et remplacent définitivement les anciennes, l'auto-encouragement est essentiel. Apprendre à se soutenir soi-même et à se traiter avec compassion est une manière de créer une fondation solide qui renforce chaque pas en avant, même les plus petits. N'oubliez pas : chaque progrès est un acte de courage, et il est normal que ce processus inclue des moments de doute. C'est un signe que vous êtes en train de changer.

Comprendre l'Importance de l'Auto-Compassion

Il est fréquent de penser que pour progresser, il faut se critiquer, se corriger sans relâche, voire se "forcer" à être différent. Pourtant, la recherche montre que l'auto-compassion est l'un des plus puissants moteurs de croissance personnelle. En effet, lorsqu'on se traite avec bienveillance, on crée un environnement intérieur qui favorise l'acceptation, l'encouragement et la résilience.

L'auto-critique, au contraire, renforce les croyances limitantes. Chaque fois que l'on se dit des phrases comme "Je n'y arriverai jamais", "Je suis toujours en retard par rapport aux autres" ou "Je ne suis pas assez bien", on alimente inconsciemment les anciennes croyances. L'auto-compassion permet de désamorcer ces critiques internes et de se traiter comme un allié. Prendre soin de vous-même avec empathie et douceur est une manière puissante de soutenir votre transformation.

Comment Passer de l'Auto-Critique à l'Auto-Encouragement

La transformation de votre discours intérieur est un processus qui nécessite de la patience et de la pratique. Commencez par prendre conscience des moments où l'auto-critique apparaît. Ensuite, répondez à ces pensées négatives avec des phrases positives et encourageantes, qui vous soutiennent plutôt que de vous rabaisser.

Exemples de Transformation du Discours Intérieur :

1. **Auto-critique** : "Je n'y arriverai jamais, c'est trop difficile pour moi."
- **Auto-encouragement** : "Je vais y aller un pas à la fois. Je suis capable de surmonter les défis."

2. **Auto-critique** : "Je fais toujours des erreurs, je suis trop maladroit(e)."
- **Auto-encouragement** : "Les erreurs font partie de l'apprentissage. Chaque erreur me rapproche de la maîtrise."

3. **Auto-critique** : "Je ne suis pas aussi bon(ne) que les autres, je ne mérite pas cette réussite."
- **Auto-encouragement** : "Je mérite pleinement le succès, et je reconnais mes progrès chaque jour."

Exercice de Revalorisation :

La prochaine fois que vous vous surprenez à émettre une pensée critique, arrêtez-vous et prenez une respiration profonde. Transformez ensuite cette pensée en une phrase d'auto-encouragement. Notez ce que vous ressentez lorsque vous utilisez un discours bienveillant. Vous pourriez découvrir qu'un simple changement de mots a le pouvoir de changer vos émotions et votre perspective.

Pratiquer la Bienveillance au Quotidien

La bienveillance envers soi-même n'est pas seulement une pensée ; c'est aussi un acte. En prenant quelques minutes chaque jour pour célébrer vos progrès, même les plus petits, vous vous donnez la force de continuer. La gratitude envers soi-même est un moyen puissant de renforcer l'estime personnelle et de cultiver des pensées positives.

Exercice de Gratitude envers Soi :

1. **Le soir avant de dormir,** prenez quelques minutes pour noter trois choses que vous avez faites dans la journée dont vous êtes fier(ère).

2. **Exprimez-vous de la reconnaissance** pour chaque acte positif, peu importe qu'il soit petit ou grand.

3. **Notez ce que vous ressentez en écrivant ces phrases.** La gratitude envers soi-même est une manière de reconnaître et de valoriser vos efforts, ce qui renforce votre motivation et votre confiance.

Exemple :

- *"Aujourd'hui, j'ai pris du temps pour moi et j'ai ressenti de la joie en le faisant."*

- *"J'ai réussi à transformer une pensée négative en une pensée positive, et cela m'a donné un élan."*

Identifier et Célébrer ses Qualités

Pour renforcer la bienveillance intérieure, il est essentiel de reconnaître ses propres qualités et d'apprendre à les célébrer. Chaque personne a des forces, des talents et des qualités qui lui sont uniques. En vous les rappelant régulièrement, vous transformez votre vision de vous-même.

Exercice de Reconnaissance des Qualités :

Prenez quelques minutes pour noter cinq qualités que vous appréciez chez vous. Cela peut être votre écoute, votre persévérance, votre capacité à encourager les autres, votre créativité ou votre curiosité. Relisez cette liste régulièrement, surtout dans les moments de doute. Cela vous aidera à garder le contact avec vos atouts et à cultiver un regard positif sur vous- même.

Mise en Place d'une Routine d'Auto-Bienveillance

La transformation des croyances limitantes en croyances positives est renforcée par une pratique régulière d'auto-bienveillance. Créer une routine d'auto-bienveillance vous permettra de rester connecté(e) à vos nouvelles croyances, tout en entretenant une relation positive avec vous- même.

Voici quelques idées de routines bienveillantes :

- **Chaque matin**, prenez un instant pour dire une phrase d'encouragement à voix haute, comme : "Aujourd'hui, je m'engage à avancer avec confiance et bienveillance envers moi-même."

- **À la fin de chaque semaine**, prenez un moment pour noter trois choses dont vous êtes fier(ère). Cela pourrait être des défis surmontés, des efforts accomplis ou même des erreurs assumées avec maturité.

- **Avant de dormir**, répétez-vous trois affirmations positives qui reflètent vos nouvelles croyances. Par exemple : "Je suis digne de réussite et je mérite chaque étape franchie."

Et surtout, n'oubliez pas de célébrer vos réussites ! Accordez-vous un moment pour apprécier chaque progrès. Que ce soit en vous offrant un moment de détente, un petit cadeau symbolique ou simplement en prenant le temps de reconnaître votre courage, ces petites célébrations renforcent l'amour de soi et le sentiment de satisfaction intérieure.

Encart : Créer un Journal de Transformation

« Pour rendre cette reprogrammation encore plus puissante, tenez un journal où vous pourrez noter vos évolutions. Chaque jour, prenez quelques minutes pour écrire sur les moments où vous avez ressenti le soutien de vos nouvelles croyances. Observez également les situations où d'anciennes croyances ont refait surface et comment vous les avez accueillies. Ce journal vous permettra de voir vos progrès et de renforcer votre engagement dans cette transformation. »

Exercice de Miroir :

Pour renforcer l'impact de vos affirmations, prenez quelques minutes chaque jour pour les prononcer devant un miroir. En vous regardant dans les yeux, dites-vous des phrases de soutien comme : *"Je suis fier(ère) de qui je deviens"* ou *"Aujourd'hui, je choisis de croire en moi"*.

Ce simple geste renforce la sincérité de vos mots et leur impact sur votre esprit.

Une Note pour les Jours Difficiles

Les jours où tout vous paraît difficile sont souvent ceux où la bienveillance est la plus précieuse. Prenez ces moments comme des occasions de vous accorder encore plus de compassion et de soutien. Parfois, être bienveillant envers soi-même, c'est simplement accepter de faire de son mieux, même si cela semble imparfait. Souvenez-vous que chaque progrès, même minime, est une victoire, et que votre cheminement est une preuve de votre engagement envers vous-même.

Conclusion du Chapitre

Ce chapitre vous invite à cultiver un regard bienveillant sur vous-même, à transformer l'auto-critique en auto-encouragement, et à célébrer chaque progrès, chaque qualité. La bienveillance envers soi-même est une clé de la transformation, car elle permet de maintenir une motivation profonde, ancrée dans le respect et l'amour de soi.

En développant cette relation bienveillante, vous bâtissez une fondation solide pour que vos nouvelles croyances s'installent durablement. Le chemin vers la liberté intérieure est parsemé de petits pas, et chacun de ces pas compte. Rappelez-vous que chaque mot de soutien que vous vous adressez est un acte de courage, et chaque pensée positive est un pas de plus vers la version de vous-même que vous êtes en train de créer.

Dans le chapitre suivant, nous approfondirons la manière dont les accords toltèques, en particulier l'accord "Ne prenez rien personnellement", peuvent vous aider à renforcer votre transformation intérieure.

Car en prenant du recul par rapport aux jugements extérieurs, vous vous libérez encore davantage des croyances limitantes pour avancer avec assurance.

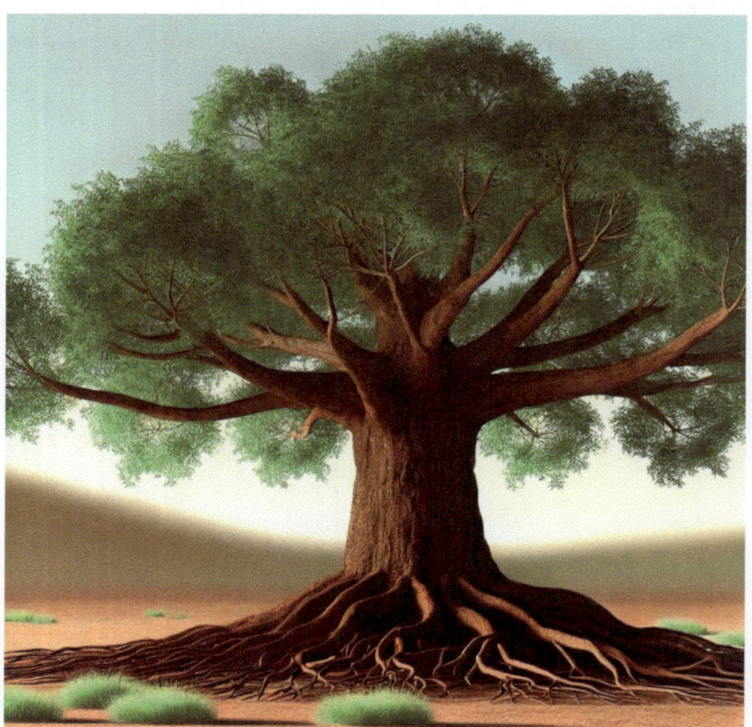

« Ce que les autres disent ou font n'est pas à propos de vous. C'est à propos d'eux-mêmes. »

Les accords toltèques, issus de la sagesse ancestrale des Toltèques et popularisés par Don Miguel Ruiz, sont des principes de vie qui peuvent transformer notre manière d'interagir avec le monde et avec nous-mêmes. Ces accords nous invitent à prendre du recul, à questionner nos habitudes de pensée, et à nous libérer des influences extérieures qui entravent notre épanouissement.

Dans ce chapitre, nous allons explorer le deuxième des accords, "Ne prenez rien personnellement". Cet accord est un puissant outil de libération qui vous permet de prendre du recul face aux jugements des autres et de réduire l'impact des croyances limitantes. En apprenant à ne pas prendre les choses personnellement, vous gagnerez une autonomie émotionnelle qui vous permettra de vous concentrer sur votre propre parcours, en laissant derrière vous le poids des attentes et des perceptions extérieures.

Présentation des Accords Toltèques et de Leur Puissance Transformante

Les accords toltèques sont au nombre de quatre :

1. **Que votre parole soit impeccable** : Utiliser des mots bienveillants envers soi et les autres, car la parole est une force créatrice puissante.

2. **Ne prenez rien personnellement** : Comprendre que ce que les autres disent ou font est le reflet de leur propre réalité, et non de votre valeur personnelle.

3. **Ne faites pas de suppositions** : Clarifier les choses au lieu de les interpréter, pour éviter les malentendus et les pensées limitantes.

4. **Faites toujours de votre mieux** : S'engager avec sincérité, tout en acceptant que "votre mieux" peut varier d'un jour à l'autre.

Ces accords sont des principes de vie simples, mais puissants, qui nous rappellent que nous avons le pouvoir de choisir nos pensées et nos réactions. Dans ce chapitre, nous nous concentrerons sur l'accord "Ne prenez rien personnellement", car il est essentiel pour alléger le poids des jugements extérieurs et renforcer la confiance en soi.

Pourquoi Nous Prenons les Choses Personnellement

Prendre les choses personnellement est une tendance humaine courante. Cela vient souvent de nos croyances limitantes : quand nous avons des doutes ou des insécurités, les opinions des autres agissent comme des miroirs de nos propres peurs. Par exemple, si quelqu'un critique notre travail, cela peut faire écho à une croyance limitante comme "Je ne suis pas assez compétent", et cette critique extérieure semble confirmer ce que nous redoutions déjà.

Nous prenons les choses personnellement parce que nous cherchons des validations extérieures pour confirmer nos doutes ou nos certitudes.
Nous oublions alors que chaque personne perçoit le monde à travers ses propres filtres, influencés par ses propres croyances, expériences et émotions. Ce que les autres disent ou font n'est pas une vérité absolue sur nous, mais une interprétation qui leur appartient.

Histoire Inspirante : Apprendre à Ne Plus Prendre les Choses Personnellement

Marie travaillait depuis plusieurs années dans une entreprise où elle faisait de son mieux chaque jour. Un jour, son supérieur a critiqué son travail, lui disant que ses idées manquaient de "profondeur et d'impact". Elle se sentait démoralisée, car elle interprétait ces mots comme une remise en question de sa compétence. Elle commença même à douter de ses choix professionnels.

En découvrant l'accord "Ne prenez rien personnellement", Marie a décidé de l'appliquer. Elle a pris du recul et s'est rendu compte que les attentes de son supérieur étaient influencées par sa propre vision du travail, et que cela n'enlevait rien à ses capacités. En cessant de prendre cette remarque personnellement, Marie a retrouvé sa confiance, réalisant qu'elle pouvait respecter son propre parcours sans se laisser freiner par les opinions extérieures.

Cette prise de recul lui a permis de se concentrer sur ses qualités et ses progrès, tout en cultivant une sérénité face aux remarques de son entourage professionnel.

Comment Appliquer l'Accord au Quotidien pour Se Libérer des Jugements Extérieurs

La pratique de cet accord consiste à développer une nouvelle manière de percevoir les interactions avec les autres. Plutôt que de réagir automatiquement aux opinions, remarques ou actions d'autrui, nous apprenons à les observer avec un certain détachement.

Exercices Pratiques pour Appliquer "Ne Prenez Rien Personnellement" :

1. Auto-questionnement face aux critiques

Lorsque quelqu'un vous fait une remarque qui vous blesse ou vous dérange, prenez un moment pour vous poser les questions suivantes :

- *Cette remarque me dérange-t-elle parce qu'elle résonne avec une croyance limitante que j'ai sur moi-même ?*

- *Si je n'avais pas cette croyance, est-ce que je prendrais cette remarque aussi personnellement ?*

- *Cette opinion vient-elle réellement de moi, ou bien reflète-t-elle l'expérience, les attentes ou les insécurités de l'autre ?*

2. Se rappeler que chaque personne projette sa propre réalité

La prochaine fois que vous vous sentez affecté(e) par une critique ou un jugement, rappelez-vous que cette personne a sa propre vision du monde, et que sa perception de vous est influencée par ses propres expériences. Vous n'êtes pas responsable de ses perceptions ; votre valeur ne dépend pas de son opinion. Essayez de visualiser cette opinion comme une projection qui lui appartient, et non comme un reflet de qui vous êtes.

3. Pratiquer l'auto-affirmation pour se recentrer

Lorsqu'une critique ou un jugement vous touche, prenez un moment pour vous répéter une affirmation positive qui vous recentre sur votre propre valeur. Par exemple : *"Je connais ma valeur, et elle ne dépend pas de l'opinion des autres"* ou *"Je suis confiant(e) dans mon parcours et je choisis de suivre ma propre voie"*.

4. **Exercice : Respirer avant de Réagir**

Lorsqu'une remarque vous touche et que vous sentez l'émotion monter, prenez trois profondes respirations avant de réagir. Cela vous aidera à calmer votre esprit et à prendre du recul avant de laisser la situation affecter votre estime. Ce petit moment de pause peut vous rappeler que vous avez le choix de ne pas vous laisser perturber par les paroles ou les comportements de l'autre.

Les Bienfaits du Détachement : Renforcer sa Confiance Intérieure

Pratiquer "Ne prenez rien personnellement" n'est pas une démarche d'indifférence ; c'est un acte de liberté intérieure. En apprenant à ne pas vous laisser affecter par les jugements extérieurs, vous vous reconnectez à votre valeur intrinsèque et vous renforcez votre confiance en vous. Ce détachement permet de vous concentrer sur vos intentions et vos objectifs personnels, indépendamment de ce que les autres pensent ou attendent de vous.

En vous libérant de l'impact des opinions extérieures, vous développez une autonomie émotionnelle qui vous rend moins dépendant(e) de la validation ou de l'approbation des autres. Ce nouvel état d'esprit vous donne une assurance profonde, car votre estime personnelle n'est plus influencée par les aléas des opinions extérieures. Vous êtes libre de suivre votre propre voie, en restant fidèle à vos valeurs et à vos aspirations.

Une Invitation à Pratiquer la Liberté Intérieure

Pratiquer cet accord au quotidien est un cheminement vers une plus grande autonomie émotionnelle et un regard bienveillant sur soi. Chaque jour, vous pouvez choisir de ne pas prendre personnellement les remarques, les attitudes ou les critiques des autres. Cela demande de la pratique et de la patience, mais chaque petit pas vous rapproche d'une plus grande liberté intérieure.

Exercice final : Prendre du Recul Face aux Jugements

Avant de terminer ce chapitre, prenez un moment pour réfléchir à une situation récente où vous avez ressenti une critique ou un jugement. Essayez de revoir cette situation en appliquant les principes vus ici :

1. **Identifiez** la croyance ou l'émotion qui a été activée en vous.

2. **Détachez-vous** en vous rappelant que l'opinion de l'autre n'est qu'une interprétation de sa propre réalité.

3. **Affirmez-vous** en répétant une pensée positive à propos de vous-même.

Répétez cet exercice dès que vous vous sentez affecté(e) par un jugement. Au fil du temps, vous découvrirez qu'il devient plus naturel de ne plus prendre les choses personnellement, et vous ressentirez un sentiment de paix et de confiance grandir en vous.

Conclusion du Chapitre

"Ne prenez rien personnellement" est une clé de liberté intérieure qui vous aide à vous libérer des attentes et des jugements extérieurs. En vous détachant des projections des autres, vous prenez le contrôle de vos pensées et de vos émotions, et vous vous concentrez sur ce qui est vraiment important pour vous. Cette autonomie émotionnelle renforce votre confiance intérieure et vous permet de vivre en accord avec vos valeurs, sans être influencé(e) par les perceptions des autres.

Dans le prochain chapitre, nous explorerons comment appliquer un autre accord toltèque, « Ne faites pas de suppositions».

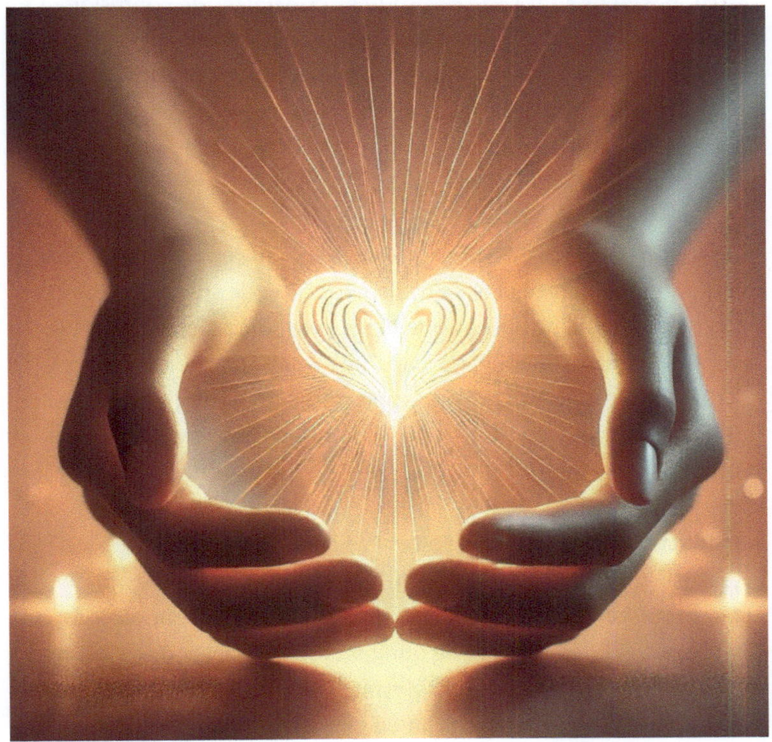

*« **La vérité nous libère, mais les suppositions nous enferment.** »*

Les suppositions sont l'une des sources principales de confusion et de malentendus dans nos vies. Elles créent des attentes irréalistes, des conflits inutiles, et nourrissent souvent des croyances limitantes.
En interprétant les mots ou les comportements des autres sans chercher la clarté, nous créons des scénarios imaginaires qui nous éloignent de la réalité.

Le troisième accord toltèque, "Ne faites pas de suppositions", est une invitation à vivre avec plus de transparence et de sérénité. Cet accord nous encourage à poser des questions pour éviter les interprétations erronées, et à rester ouverts dans nos relations avec les autres. En pratiquant cet accord, vous apprendrez à éviter les croyances limitantes et à cultiver une communication authentique et harmonieuse.

Introduction à l'Accord "Ne Faites Pas de Suppositions"

Dans notre vie quotidienne, il est facile de faire des suppositions, que ce soit au sujet des pensées de quelqu'un, de ses intentions, ou même de l'avenir. Nous pouvons, par exemple, supposer que quelqu'un n'a pas répondu à notre message parce qu'il est contrarié, ou penser que notre supérieur n'apprécie pas notre travail simplement parce qu'il n'a pas fait de retour.

Ces suppositions créent des attentes et des scénarios qui nous enferment dans des pensées limitantes. Chaque fois que nous faisons une supposition, nous perdons la possibilité d'interpréter la situation avec clarté et honnêteté. En apprenant à poser des questions et à clarifier les choses, nous nous libérons de l'influence des suppositions et nous cultivons une vision plus réaliste de notre vie et de nos relations.

Pourquoi Faisons-nous des Suppositions ?

Faire des suppositions est souvent une manière de combler les zones d'incertitude. Lorsqu'une situation est floue ou qu'une communication semble ambiguë, nous avons tendance à chercher des réponses par nous- mêmes, en créant des explications qui, même si elles sont inexactes, apaisent temporairement notre esprit. Cependant, ces suppositions peuvent renforcer nos doutes et nos insécurités au lieu de nous apporter des réponses.

Les suppositions peuvent aussi venir d'une peur du rejet ou d'un besoin de validation. Par exemple, si vous avez peur de ne pas être apprécié(e), vous pourriez supposer qu'un ami ne vous aime plus parce qu'il a oublié de répondre à votre message. Cette supposition, en réalité, reflète une peur personnelle qui se manifeste sous forme de scénario imaginé. Ce type de pensée contribue aux croyances limitantes, car il conforte des idées fausses sur notre valeur personnelle ou notre capacité à être accepté(e) et aimé(e).

Histoire Inspirante : Clarifier pour Éviter un Malentendu

Camille et son amie Sarah se connaissaient depuis des années. Un jour, après avoir envoyé un message, Camille remarqua que Sarah ne répondait pas. Les heures passèrent, puis les jours, et Camille commença à supposer que Sarah lui en voulait. Elle repensait à leur dernière conversation, se demandant si elle avait dit quelque chose de blessant. Au lieu de rester dans le doute, Camille décida de clarifier la situation en demandant directement à Sarah si tout allait bien entre elles.

Sarah lui expliqua qu'elle traversait une période stressante au travail et qu'elle n'avait pas vu le message de Camille. En posant cette question, Camille se libéra d'un scénario imaginaire qui aurait pu créer une distance entre elles. Elle réalisa que la supposition qu'elle avait faite n'était qu'une projection de ses propres inquiétudes.

Cette histoire montre comment une simple question permet de clarifier les choses et de préserver les relations.

Comment Appliquer l'Accord au Quotidien pour Se Libérer des Jugements Extérieurs

La pratique de cet accord consiste à développer une nouvelle manière de percevoir les interactions avec les autres. Plutôt que de réagir automatiquement aux opinions, remarques ou actions d'autrui, nous apprenons à les observer avec un certain détachement.

Exercices Pratiques pour Appliquer "Ne Faites Pas de Suppositions" :

1. **Auto-questionnement face aux critiques**

Lorsque quelqu'un vous fait une remarque qui vous blesse ou vous dérange, prenez un moment pour vous poser les questions suivantes :

- *Cette remarque me dérange-t-elle parce qu'elle résonne avec une croyance limitante que j'ai sur moi-même ?*

- *Si je n'avais pas cette croyance, est-ce que je prendrais cette remarque aussi personnellement ?*

- *Cette opinion vient-elle réellement de moi, ou bien reflète-t-elle l'expérience, les attentes ou les insécurités de l'autre ?*

2. **Se rappeler que chaque personne projette sa propre réalité**

La prochaine fois que vous vous sentez affecté(e) par une critique ou un jugement, rappelez-vous que cette personne a sa propre vision du monde, et que sa perception de vous est influencée par ses propres expériences. Vous n'êtes pas responsable de ses perceptions ; votre valeur ne dépend pas de son opinion. Essayez de visualiser cette opinion comme une projection qui lui appartient, et non comme un reflet de qui vous êtes.

3. **Exercice de Respiration pour Se Recadrer**

Lorsqu'une remarque vous touche et que vous sentez l'émotion monter, prenez trois profondes respirations avant de réagir. Inspirez en pensant à la clarté et expirez en laissant aller l'incertitude. Cela vous aidera à calmer votre esprit avant de poser une question ou de rechercher des précisions. Ce petit moment de pause peut vous rappeler que vous avez le choix de ne pas vous laisser perturber par les paroles ou les comportements de l'autre.

Les Bienfaits du Détachement : Renforcer sa Confiance Intérieure

Pratiquer "Ne prenez rien personnellement" n'est pas une démarche d'indifférence ; c'est un acte de liberté intérieure. En apprenant à ne pas vous laisser affecter par les jugements extérieurs, vous vous reconnectez à votre valeur intrinsèque et vous renforcez votre confiance en vous. Ce détachement permet de vous concentrer sur vos intentions et vos objectifs personnels, indépendamment de ce que les autres pensent ou attendent de vous.

En vous libérant de l'impact des opinions extérieures, vous développez une autonomie émotionnelle qui vous rend moins dépendant(e) de la validation ou de l'approbation des autres. Ce nouvel état d'esprit vous donne une assurance profonde, car votre estime personnelle n'est plus influencée par les aléas des opinions extérieures. Vous êtes libre de suivre votre propre voie, en restant fidèle à vos valeurs et à vos aspirations.

Une Invitation à Pratiquer la Clarté Intérieure

Pratiquer cet accord est un engagement à vivre avec clarté et honnêteté. Chaque fois que vous évitez une supposition, vous choisissez la transparence et l'ouverture. Vous développez ainsi une confiance intérieure et une communication plus authentique.

Exercice final : Remplacer les Suppositions par la Clarté

Prenez un moment pour penser à une situation récente où vous avez fait une supposition. Essayez d'appliquer les étapes suivantes :

1. **Identifiez** la supposition : Quelle idée avez-vous créée en l'absence de faits ?

2. **Posez-vous une question** : Quel besoin de clarification pourrait répondre à cette situation ?

3. **Engagez la conversation** : (si possible) pour obtenir des réponses claires.

Avec cette pratique, vous apprendrez à interagir de manière plus authentique et à vous libérer de l'emprise des interprétations imaginaires.

Conclusion du Chapitre

"Ne faites pas de suppositions" est une invitation à vivre avec clarté et sincérité. En posant des questions plutôt qu'en interprétant, vous choisissez de vivre en pleine conscience de la réalité, au lieu de laisser les suppositions guider vos émotions et vos actions. Cette démarche vous permet de réduire les tensions, d'améliorer la communication et de construire des relations sereines et harmonieuses.

Dans le prochain chapitre, nous explorerons le dernier accord toltèque, "Faites toujours de votre mieux", et nous verrons comment cet engagement vous permet de progresser à votre rythme, en respectant vos limites et vos aspirations.

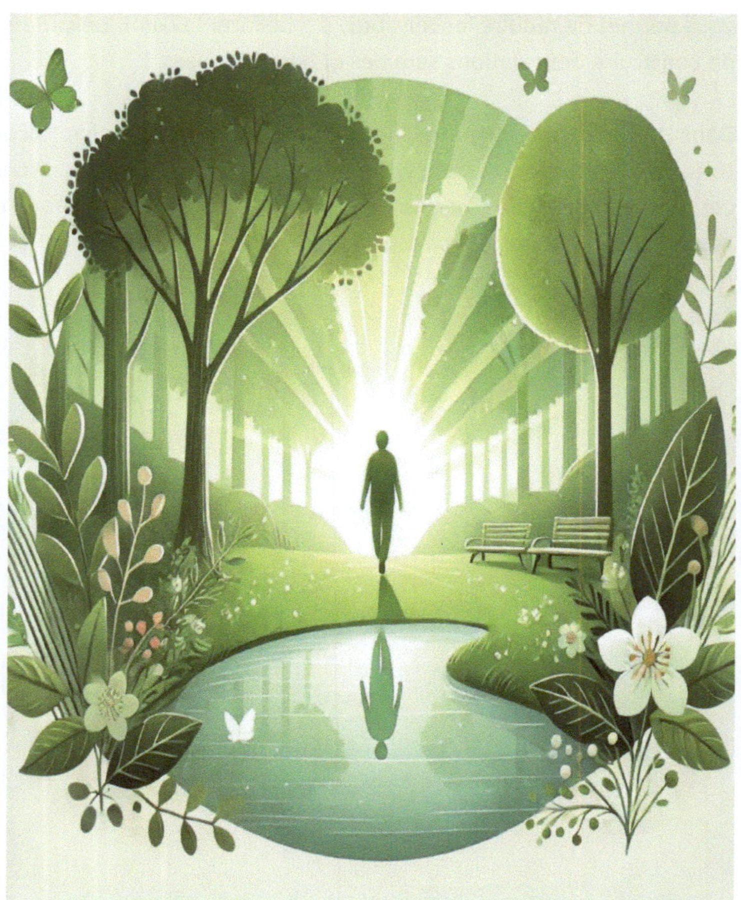

*« **Faire de son mieux est un acte d'amour envers soi-même.** »*

Le quatrième accord toltèque, "Faites toujours de votre mieux", est l'un des plus simples en apparence, mais aussi l'un des plus puissants. Il nous rappelle que nous ne sommes pas tenus d'atteindre la perfection ni de nous comparer aux autres. Ce qui compte, c'est d'avancer avec sincérité et intégrité, en donnant le meilleur de nous-mêmes en fonction de nos capacités du moment.

Cet accord est un engagement à vivre en harmonie avec soi-même. En choisissant de faire de votre mieux, vous vous libérez du poids des jugements et des attentes extérieures. Vous apprenez à progresser à votre rythme, tout en acceptant que "votre mieux" peut varier en fonction des circonstances. Ce chapitre vous guidera dans l'intégration de cet accord pour cultiver un sentiment de satisfaction intérieure et de paix.

Introduction à l'Accord "Faites Toujours de Votre Mieux"

Faire de son mieux, c'est s'engager pleinement sans se juger ni se comparer aux autres. C'est un acte de bienveillance envers soi-même, car il implique de reconnaître ses limites, ses forces et ses besoins. Lorsque vous donnez le meilleur de vous-même, même si les résultats ne sont pas parfaits, vous pouvez ressentir un profond sentiment de fierté et de satisfaction.

Cet accord est une invitation à mettre fin aux exigences irréalistes et aux critiques internes. Faire de son mieux, c'est accepter que chaque jour est différent, que "votre mieux" peut changer en fonction de votre énergie, de vos émotions ou des circonstances. Cet engagement vous permet de vous libérer de la pression de la perfection et de vivre avec un sentiment de plénitude et d'authenticité.

Pourquoi Cet Accord Nous Libère du Jugement et de la Comparaison

En choisissant de faire de votre mieux, vous cessez de vous juger pour ce que vous n'avez pas accompli, et vous commencez à apprécier ce que vous avez fait.

Ce principe vous permet de lâcher prise sur les pensées limitantes et de vous concentrer sur vos propres progrès, sans vous comparer aux autres.

La comparaison et le perfectionnisme créent des attentes qui ne correspondent souvent pas à la réalité, ce qui alimente les croyances limitantes et l'insatisfaction. Faire de son mieux, au contraire, permet de se recentrer sur ses propres efforts, indépendamment des attentes extérieures. Vous n'êtes plus en compétition avec les autres, mais en harmonie avec vous-même.

Lâcher-prise sur la perfection :

« En vous concentrant simplement sur ce que vous pouvez donner de mieux aujourd'hui, vous vous libérez du besoin d'atteindre la perfection. Rappelez-vous que la perfection est une idée subjective et souvent inatteignable.

En choisissant de faire de votre mieux, vous créez une satisfaction intérieure qui vous permet de progresser en douceur, sans la pression de l'idéal. »

Histoire Inspirante : Avancer sans Pression

Antoine, jeune professeur passionné, traversait une période d'épuisement après une année scolaire intense. À chaque nouvelle tâche, il se demandait s'il était à la hauteur et s'efforçait de donner le maximum, jusqu'à se sentir dépassé. En découvrant cet accord toltèque, Antoine a décidé de faire de son mieux chaque jour, sans chercher la perfection.

Au lieu de vouloir tout accomplir parfaitement, il apprit à apprécier les progrès, même petits, qu'il réalisait quotidiennement. Il se mit à adapter son engagement en fonction de son énergie, à accepter ses limites et à lâcher prise sur les attentes irréalistes. Progressivement, Antoine ressentit plus de paix et de joie dans son travail, car il savait que faire de son mieux était un acte suffisant et valorisant.

Apprendre à Adapter son Effort en Fonction de ses Capacités et de ses Émotions

Faire de son mieux, c'est aussi être capable d'adapter son engagement en fonction de ses capacités et de ses émotions du moment. Ce n'est pas un appel à l'effort excessif, mais plutôt une invitation à la sincérité et au respect de soi.

Exercices pour Pratiquer "Faites toujours de votre mieux" :

1. **Évaluez vos capacités du moment**

Prenez quelques instants au début de la journée pour évaluer votre niveau d'énergie et d'émotion. Demandez-vous :

- *"Quelle est ma capacité du moment ?"*
- *"Quels sont mes besoins aujourd'hui pour me sentir en équilibre ?"*

Cette évaluation vous aide à définir votre "mieux" pour la journée, en respectant vos limites sans vous forcer.

2. **Acceptez les variations de votre "mieux"**

Certains jours, votre mieux consistera à accomplir une tâche importante ou à affronter un défi. D'autres jours, votre mieux sera peut- être simplement de prendre soin de vous et de faire de petites avancées. Apprenez à accepter que chaque jour est différent et que chaque effort compte, peu importe sa taille.

3. Exercice de Respiration pour se Recentrer

Lorsque vous ressentez de la pression ou de la fatigue, prenez un moment pour respirer profondément. Inspirez en vous rappelant votre intention de faire de votre mieux, puis expirez en relâchant la pression de la perfection. Ce simple exercice vous permet de vous reconnecter à votre rythme et à vos besoins, en vous offrant bienveillance et respect.

4. Célébrez vos efforts au lieu de vous juger

À la fin de la journée, prenez un moment pour reconnaître ce que vous avez accompli. Évitez de vous focaliser sur ce que vous n'avez pas pu faire. Remerciez-vous pour les efforts fournis et célébrez chaque petite victoire. Par exemple, vous pouvez vous dire :

- *"Aujourd'hui, j'ai fait de mon mieux, et c'est un progrès important."*

Les Bienfaits de cet Accord : Se Sentir en Paix et en Harmonie avec Soi-même

Faire de son mieux sans se juger ni se comparer crée un sentiment de paix intérieure. Cet accord vous aide à apprécier vos efforts et à voir chaque étape de votre cheminement comme un pas vers la progression. Vous développez une relation bienveillante avec vous-même, et votre motivation devient plus profonde, car elle repose sur un sentiment de satisfaction personnelle plutôt que sur des attentes extérieures.

Lorsque vous choisissez de faire de votre mieux, vous vivez en accord avec vos valeurs et vos capacités. Vous vous sentez plus libre, car vous n'avez plus besoin de prouver quelque chose à qui que ce soit. Vous êtes en harmonie avec votre rythme, et chaque jour devient une occasion d'avancer dans la joie et l'authenticité.

Une Invitation à Pratiquer la Bienveillance dans l'Engagement Personnel

Faire de son mieux, c'est un engagement personnel et une promesse de bienveillance envers soi-même. Chaque jour, vous avez l'opportunité de vous offrir cette bienveillance en respectant votre rythme et vos besoins.

Exercice final : Apprécier son Cheminement Quotidien

Avant de terminer ce chapitre, prenez un moment pour réfléchir à ce que "faire de votre mieux" signifie pour vous :

1. **Identifiez** un moment récent où vous avez fait de votre mieux. Remerciez-vous pour cet effort.

2. **Reconnaissez** que ce cheminement vous appartient, et que chaque jour est une occasion d'avancer à votre rythme.

3. **Visualisez** votre progression comme un chemin où chaque étape, même petite, compte et mérite d'être célébrée.

Cet exercice vous rappelle que votre parcours est unique, et qu'en faisant de votre mieux chaque jour, vous bâtissez une relation de confiance et d'amour avec vous-même.

Conclusion du Chapitre

"Faites toujours de votre mieux" est un engagement envers soi-même pour vivre en harmonie, sans se comparer ni se juger. En adaptant vos efforts à votre capacité du moment, vous vous offrez la liberté d'évoluer à votre rythme, sans pression ni exigences irréalistes. Cet accord vous permet de cultiver une motivation sincère et durable, basée sur l'acceptation de soi.

Ce quatrième accord toltèque clôture notre exploration de ces principes de sagesse. En les appliquant dans votre quotidien, vous cultivez une vie de clarté, de bienveillance et de confiance. Que chaque jour soit une opportunité de progresser en harmonie avec vous-même et de vivre avec authenticité.

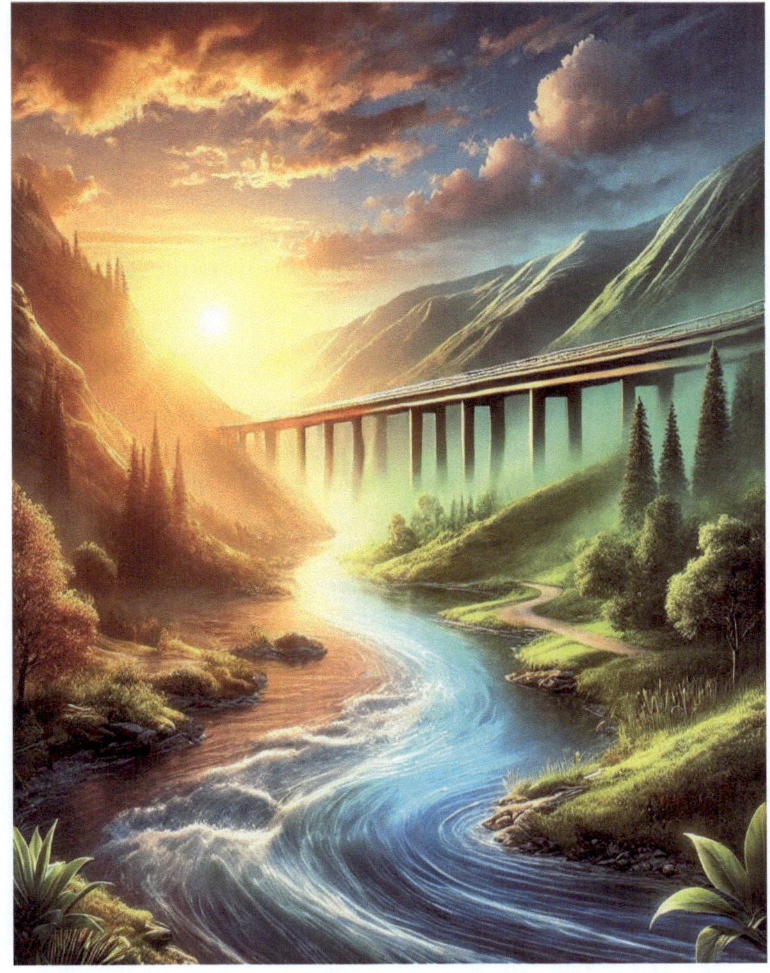

« Le changement est le souffle de la vie. Il nous rappelle que chaque instant est une opportunité de renouveau. »

Introduction au Changement

Le changement est l'un des éléments les plus constants de notre existence, et pourtant, il nous confronte souvent à des peurs et des résistances. Embrasser le changement demande de la souplesse et de la confiance, car chaque transformation, même déstabilisante, est une opportunité de grandir et d'évoluer. Dans ce chapitre, nous allons explorer comment aborder les transitions avec ouverture et sérénité.

Comprendre et Accepter l'Incertitude

L'incertitude est une composante naturelle du changement. La peur de l'inconnu peut provoquer des blocages, mais en changeant notre perception de l'incertitude, nous pouvons l'accepter comme une partie de notre parcours.

Exercice : Accepter l'Incertitude en Trois Étapes

1. **Identifiez une transition en cours** : Prenez quelques instants pour penser à un changement ou une décision que vous devez prendre et qui vous apporte des doutes.

2. **Visualisez l'incertitude comme une zone de potentiel** : Fermez les yeux et imaginez cette incertitude comme une porte qui s'ouvre sur des opportunités insoupçonnées.

3. **Notez les opportunités possibles** : Prenez une feuille et écrivez trois choses positives qui pourraient découler de ce changement.

Cet exercice aide à transformer l'incertitude en une perspective de possibilité, permettant de mieux gérer les moments d'hésitation.

Transformer la Peur en Opportunité

Les peurs qui accompagnent le changement sont souvent liées à la crainte de perdre quelque chose ou de l'inconnu. Cependant, en les observant de plus près, nous découvrons qu'elles sont souvent des indicateurs de ce qui nous tient à cœur.

Exercice : Explorer la Peur pour Découvrir un Besoin Caché

1. **Décrivez la peur** : Sur une feuille, notez la peur qui vous vient à l'esprit lorsqu'un changement vous effraie.

2. **Interrogez-vous sur cette peur** : Posez-vous la question : *"Qu'est-ce que cette peur me dit sur ce que je valorise ?"* Par exemple, une peur de l'échec peut révéler l'importance que vous accordez à la réussite.

3. **Transformez cette peur en opportunité** : Demandez-vous comment cette peur peut devenir un guide pour avancer. Peut-être vous invite-t-elle à redoubler d'efforts dans une direction qui vous tient à cœur.

En utilisant cet exercice, vous transformez la peur en un outil de découverte personnelle qui vous guide vers une vie plus alignée avec vos valeurs.

Anecdote Inspirante : L'histoire de Claire et le Changement Inattendu

Claire avait toujours aimé la stabilité de son emploi et de sa vie bien rangée. Mais lorsque son entreprise a fermé, elle a dû faire face à un changement imprévu. Au départ, elle était effrayée par l'idée de perdre ce qui faisait son quotidien. Cependant, en acceptant l'incertitude et en explorant ses peurs, Claire a découvert que cet événement lui offrait l'opportunité de redéfinir son parcours. Elle a suivi une formation dans un domaine qui la passionnait, et aujourd'hui, elle est épanouie dans un métier qui la comble.

Cette anecdote montre que même les changements que nous ne choisissons pas peuvent nous amener à des chemins inattendus et enrichissants.

Cultiver la Résilience

La résilience est la capacité à rebondir face aux changements, même lorsque ceux-ci sont inattendus. Développer la résilience permet de voir chaque transition comme une opportunité d'évolution et de renouveau.

Exercice : Pratiquer la Résilience en Trois Actions

1. **Reconnaître le changement** : La première étape est d'accepter qu'un changement est en cours. Éviter ou refuser la réalité ne fait qu'amplifier la difficulté.

2. **Rechercher les ressources** : Pensez aux soutiens et aux forces que vous avez déjà à disposition (comme des amis, de la famille, des qualités personnelles) et notez-les.

3. **Poser un geste constructif** : Identifiez une petite action que vous pouvez entreprendre pour avancer dans ce changement. Ce peut être quelque chose de simple, mais qui vous permet de poser un pas concret dans la direction souhaitée.

Cet exercice aide à ancrer la résilience et à avancer, même lorsque le chemin est incertain.

Visualisation d'un Futur Positif

Pour renforcer votre capacité à embrasser le changement, il est utile de vous projeter vers un futur positif où vous avez surmonté les transitions actuelles.

Exercice de Visualisation : Un Futur Transformé

1. **Détendez-vous et fermez les yeux** : Imaginez-vous dans un futur où le changement est intégré dans votre vie. Visualisez cet avenir comme un lieu où vous êtes épanoui(e) et en paix.

2. **Voyez les détails** : Imaginez les lieux, les personnes, les activités qui vous entourent dans cet avenir positif.

3. **Ressentez la satisfaction** : Laissez un sentiment de satisfaction et d'accomplissement envahir cette image. Reconnectez-vous à ce sentiment chaque fois que l'incertitude vous gagne.

4. Cette visualisation peut servir de point de repère et d'inspiration, en vous rappelant que chaque transition mène vers un avenir transformé.

Conseils pour les Moments de Doute

Lorsqu'un changement vous semble trop difficile, voici quelques astuces simples pour apaiser vos émotions :

- **Respiration profonde** : Pratiquez quelques respirations profondes pour calmer votre esprit.

- **Affirmations positives** : Répétez-vous : "Chaque changement est une opportunité de croissance" ou "Je suis capable d'affronter ce qui vient."

- **Soutien extérieur** : N'hésitez pas à parler à des amis ou des proches qui peuvent vous offrir une perspective différente.

Ces gestes simples vous aideront à traverser les moments d'incertitude avec plus de sérénité.

Conclusion : Le Changement comme Source de Croissance

Le changement est un processus inévitable de la vie qui nous pousse à évoluer et à nous adapter. En apprenant à accepter l'incertitude, à transformer nos peurs en opportunités et à développer la résilience, nous découvrons que chaque transition, même difficile, contient des enseignements précieux.

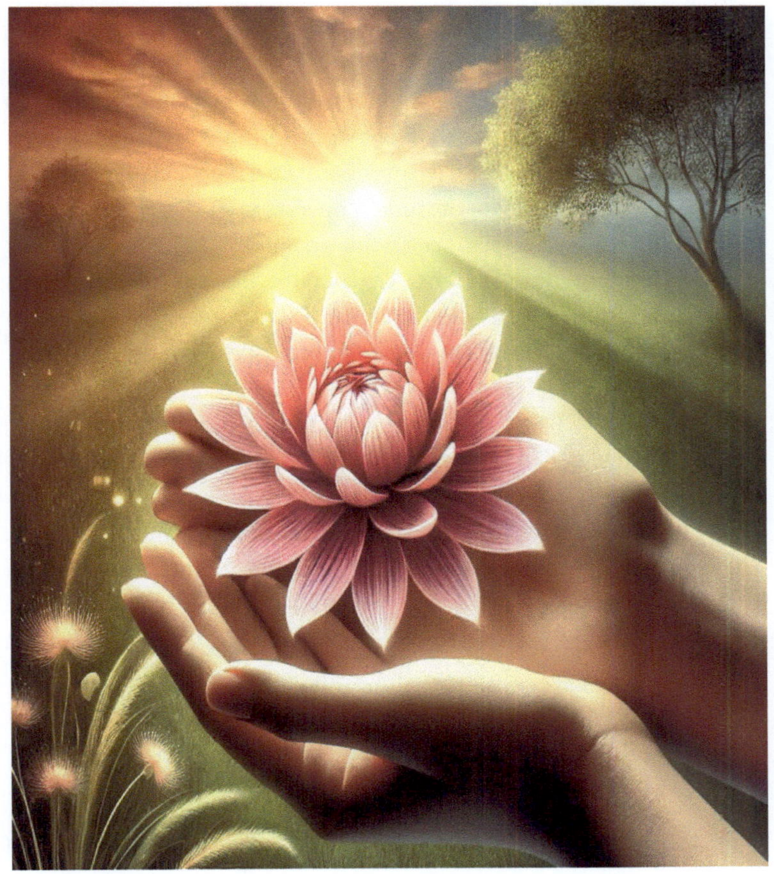

« La bienveillance envers les autres est un miroir de la bienveillance envers soi-même. »

Introduction à la Bienveillance en Relation

Nos relations sont un pilier essentiel de notre bien-être. Cultiver la bienveillance dans nos interactions transforme nos connexions et nourrit notre sentiment de paix intérieure. Être bienveillant envers les autres commence par une attitude d'ouverture et d'acceptation, qui nous aide à voir les relations comme des opportunités d'enrichissement mutuel. Dans ce chapitre, nous explorerons des moyens de renforcer cette bienveillance, de l'écoute active à la gestion des conflits, pour favoriser des relations plus épanouissantes et harmonieuses.

L'Écoute Active et l'Empathie

L'écoute active est la clé pour se connecter profondément à l'autre. Elle consiste à écouter sans juger, avec une intention sincère de comprendre.

Exercice : Pratiquer l'Écoute Active

1. **Choisissez un moment propice** : Lors d'une conversation avec un ami, un membre de la famille ou un collègue, décidez de pratiquer l'écoute active.

2. **Écoutez sans interrompre** : Concentrez-vous sur ses mots, ses émotions, et évitez d'interrompre. Laissez un espace pour qu'il ou elle s'exprime pleinement.

3. **Posez des questions ouvertes** : Montrez votre intérêt en posant des questions qui l'invitent à approfondir, comme : *"Comment cela te fait-il ressentir ?"* ou *"Qu'aimerais-tu accomplir à travers cela ?"*

Cet exercice permet d'établir une connexion authentique, en montrant à l'autre qu'il ou elle est entendu(e) et compris(e).

Authenticité dans la Communication

La bienveillance implique aussi une communication authentique. Être sincère dans nos échanges sans chercher à plaire à tout prix crée un terrain de confiance.

Exercice : Exprimer son Véritable Ressenti

1. **Identifiez une émotion ou une opinion** : Choisissez un sujet ou une situation où vous avez hésité à exprimer ce que vous ressentiez.

2. **Formulez vos mots avec bienveillance** : Utilisez des phrases comme *"Je ressens…"* ou *"Je pense que…"*, en partageant votre ressenti sans accusation.

3. **Évitez les jugements** : Concentrez-vous sur votre ressenti plutôt que de pointer des fautes chez l'autre.

Communiquer avec authenticité permet d'éviter les malentendus et de construire des relations fondées sur le respect mutuel.

Anecdote Inspirante : Le Pouvoir d'une Simple Écoute

Thomas travaillait dans un environnement où les conflits étaient fréquents. Un jour, au lieu de réagir, il décida simplement d'écouter activement ses collègues lors d'une discussion tendue. À sa grande surprise, il constata que cette écoute sans jugement apaisait les tensions. Cette expérience lui montra que parfois, le simple fait d'écouter peut-être un acte de bienveillance puissant, qui change le ton d'une relation.

Cette anecdote illustre comment l'écoute attentive et sincère peut transformer nos interactions en profondeur.

Accepter les Différences

La bienveillance consiste aussi à accepter et respecter les différences de chacun. Dans toute relation, nous pouvons rencontrer des perspectives qui diffèrent des nôtres. Accepter cette diversité permet d'élargir notre compréhension et d'éviter les jugements.

Exercice : Pratiquer l'Acceptation des Différences

1. **Prenez du recul** : Lorsqu'une différence d'opinion surgit, observez-la comme une opportunité d'apprendre quelque chose de nouveau, plutôt qu'un conflit à résoudre.

2. **Posez des questions** : Demandez à l'autre d'expliquer son point de vue pour comprendre ce qui le motive.

3. **Exprimez de la gratitude** : Remerciez-le pour avoir partagé son opinion, même si elle diffère de la vôtre.

Cet exercice permet d'adopter une attitude ouverte et de montrer que chaque perspective est digne de respect.

Conseils pour les Moments de Frustration

Même avec les meilleures intentions, certains moments de frustration peuvent rendre la bienveillance difficile. Dans ces cas-là, quelques gestes simples peuvent aider à retrouver le calme intérieur.

- **Respiration profonde** : Prenez quelques respirations profondes pour apaiser votre esprit et relâcher la tension.

- **Affirmations positives** : Répétez-vous une phrase comme : *"Je choisis la paix dans cette situation"* ou *"Je suis capable de réagir avec calme."*

- **Détachement temporaire** : Si possible, prenez un court moment pour vous éloigner, même mentalement, et recentrer votre attention sur votre bienveillance intérieure.

Ces conseils sont des outils pratiques pour rester bienveillant, même dans des situations tendues.

Gestion des Conflits et Résolution

Les conflits font partie intégrante de toute relation. Bien qu'ils puissent sembler négatifs, ils sont aussi des opportunités d'apprentissage et de renforcement des liens, lorsqu'ils sont abordés avec bienveillance.

Exercice : Transformer le Conflit en Opportunité de Dialogue

1. **Reconnaissez les émotions en jeu** : Prenez un instant pour reconnaître vos propres émotions et celles de l'autre, sans jugement.

2. **Reformulez le problème** : Reformulez ce que l'autre exprime pour montrer que vous avez compris, par exemple : *"Si je comprends bien, tu te sens... parce que..."*

3. **Recherchez une solution commune** : Proposez une solution qui répond aux besoins des deux parties, ou demandez : *"Comment pouvons-nous avancer ensemble ?"*

Cet exercice permet d'aborder les conflits de manière constructive, en montrant que chaque avis compte et en cherchant un compromis qui renforce la relation.

Visualisation de la Bienveillance dans les Interactions

Un moyen puissant de cultiver la bienveillance est d'imaginer chaque interaction comme une opportunité d'apporter du positif.

Exercice de Visualisation : La Rencontre Bienveillante

1. **Imaginez une prochaine rencontre** : Visualisez un rendez-vous, une discussion ou une rencontre future où vous souhaitez apporter plus de bienveillance.

2. **Visualisez-vous dans cette interaction** : Imaginez que vous écoutez avec attention, que vous communiquez avec douceur, et que l'autre personne se sent écoutée et respectée.

3. **Sentez la satisfaction intérieure** : Laissez un sentiment de bienveillance vous envahir, et gardez cette intention lors de la rencontre.

Cet exercice vous aide à renforcer la qualité de vos interactions en préparant un terrain d'échanges respectueux et authentiques.

Conclusion : La Bienveillance comme Fondement des Relations

La bienveillance est un fil conducteur dans nos relations. Elle crée une base solide d'acceptation et de respect mutuel, permettant aux liens de s'épanouir. En pratiquant l'écoute active, en exprimant nos ressentis avec authenticité, en acceptant les différences et en abordant les conflits de manière constructive, nous transformons chaque interaction en une opportunité d'apporter du positif dans la vie des autres et dans la nôtre.

Cultiver la bienveillance dans nos relations, c'est choisir de construire un environnement d'harmonie où chacun se sent respecté et soutenu. Et n'oublions pas, cette bienveillance commence par l'attention que l'on porte à soi-même. Plus nous nous traitons avec compassion, plus nous sommes capables de partager cette qualité avec les autres.

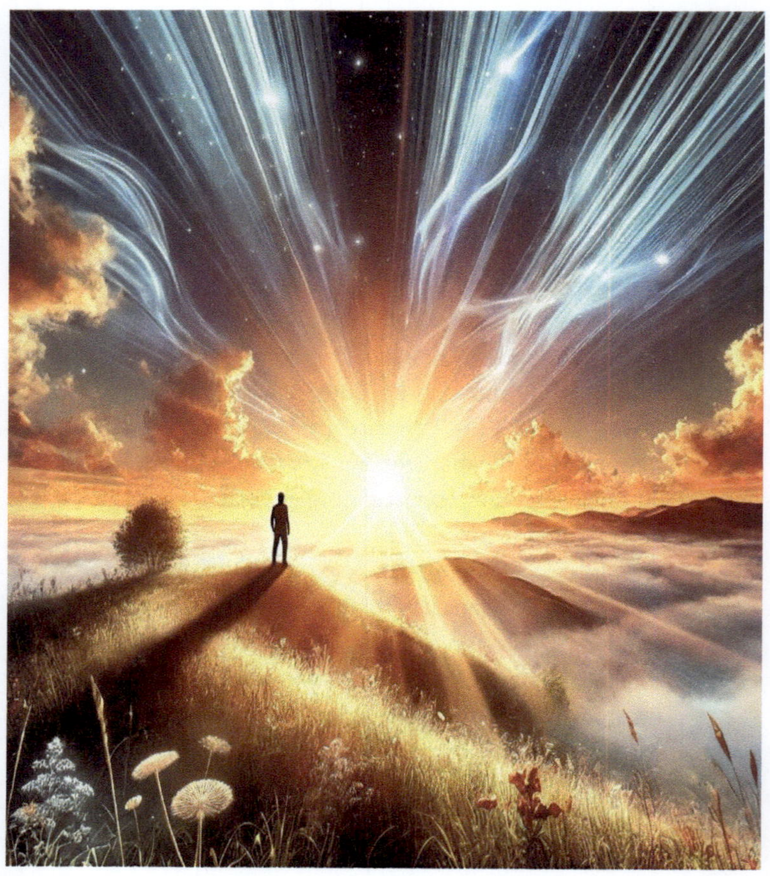

« La vision est une étoile qui guide nos pas, une lueur qui nous rappelle vers où nous allons. »

Introduction à la Vision Personnelle

Une vision claire de l'avenir agit comme une boussole pour nos choix quotidiens. Elle nous rappelle ce vers quoi nous tendons et alimente notre motivation, même lorsque les défis surviennent. Créer une vision inspirante, c'est imaginer l'avenir que nous souhaitons et le rendre tangible. Dans ce chapitre, nous explorerons comment se connecter à nos aspirations profondes, visualiser notre futur idéal et établir un plan d'action concret pour le réaliser.

Se Connecter à Ses Aspirations Profondes

Pour que la vision de notre avenir soit alignée avec qui nous sommes, elle doit être construite autour de nos aspirations et valeurs essentielles. Prendre le temps d'explorer ce qui compte réellement pour nous permet de construire une vision authentique et motivante.

Exercice : Exploration de Ses Valeurs et Aspirations

1. **Identifiez trois moments marquants de votre vie** : Notez des moments où vous vous êtes senti(e) particulièrement épanoui(e) et en accord avec vous-même.

2. **Identifiez les valeurs en jeu** : Pour chaque moment, demandez-vous quelles valeurs étaient présentes. Par exemple, s'il s'agissait d'un moment passé en famille, peut-être valorisez-vous la connexion.

3. **Définissez trois valeurs centrales** : À partir de ces moments, sélectionnez trois valeurs essentielles qui résonnent avec ce que vous souhaitez intégrer dans votre vision de l'avenir.

Cet exercice permet de clarifier les principes qui guideront vos choix et de bâtir une vision fondée sur des aspirations authentiques.

Visualisation de l'Avenir Idéal

La visualisation est un outil puissant pour concrétiser notre vision de l'avenir. En se projetant dans un futur positif, nous renforçons notre motivation à réaliser nos objectifs.

Exercice : Visualisation Guidée de l'Avenir Inspirant

1. **Installez-vous confortablement** : Fermez les yeux et respirez profondément pour vous détendre.

2. **Imaginez-vous dans un futur idéal** : Visualisez-vous dans cinq ou dix ans, ayant atteint un état de satisfaction et de réalisation. Voyez les détails de ce futur : les lieux, les activités, les personnes autour de vous.

3. **Ressentez les émotions** : Imaginez les émotions que vous ressentez dans cet avenir – la joie, la paix, la fierté – et laissez ces sentiments vous envahir.

Cette visualisation ancre votre vision dans votre esprit et votre cœur, en la rendant plus réelle et motivante.

Exemple Inspirant : La Vision de Marie et sa Réalisation

Marie avait toujours rêvé de créer une entreprise centrée sur le bien-être, mais ses doutes et obligations l'en éloignaient. Après un exercice de visualisation, elle a ressenti un élan fort et a commencé à élaborer un plan d'action. Au fil des années, Marie a franchi les étapes une par une, adaptant parfois son chemin, mais gardant sa vision. Aujourd'hui, elle dirige un centre de bien-être, transformant son rêve en réalité.

Cet exemple montre comment une vision inspirante et un plan d'action cohérent peuvent conduire à des accomplissements alignés avec nos aspirations profondes.

Établir un Plan d'Action Concret

Une vision sans action est un rêve. En établissant un plan d'action, vous transformez vos rêves en objectifs concrets et réalisables. Diviser cette vision en étapes pratiques et mesurables permet de rester concentré et motivé.

Exercice : Créer un Plan d'Action

1. **Choisissez trois objectifs clés** : En lien avec votre vision, identifiez trois objectifs importants pour les six prochains mois.

2. **Divisez chaque objectif en petites étapes** : Pour chaque objectif, décomposez-le en étapes plus petites et spécifiques. Par exemple, si votre objectif est de développer de nouvelles compétences, une première étape pourrait être de rechercher des formations.

3. **Fixez des dates de réalisation** : Attribuez une échéance à chaque étape pour créer un cadre temporel.

En établissant un plan d'action, vous donnez un chemin concret à votre vision, ce qui rend chaque étape réalisable et palpable.

Affirmations pour Renforcer la Vision

Pour renforcer l'engagement envers votre vision, vous pouvez utiliser des affirmations positives qui ancrent votre motivation. Voici quelques suggestions :

- *"Je mérite de réaliser ma vision et j'ai la force d'avancer chaque jour."*

- *"Mon avenir est rempli de possibilités infinies."*

- *"Je suis capable de surmonter chaque obstacle qui se présente sur mon chemin."*

Ces affirmations, répétées régulièrement, aident à maintenir une attitude positive et engagée envers votre vision.

S'adapter aux Évolutions de la Vie

Il est important de rester flexible dans votre vision, car vos aspirations peuvent évoluer avec le temps. Revisiter régulièrement votre vision permet d'adapter votre plan en fonction des nouvelles priorités.

Exercice : Adaptation de la Vision

1. **Reprenez votre vision actuelle** : Relisez ce que vous avez défini et demandez-vous si elle correspond toujours à ce que vous souhaitez.

2. **Identifiez les changements** : Si certaines valeurs ou priorités ont évolué, ajustez-les pour que votre vision reste alignée avec qui vous êtes.

3. **Rafraîchissez votre plan d'action** : Modifiez les étapes de votre plan si nécessaire, en gardant en tête votre vision actualisée.

Cet exercice vous permet de garder une perspective ouverte et de faire évoluer votre vision en fonction de votre croissance personnelle.

Conclusion : La Vision comme Source d'Énergie et de Clarté

Avoir une vision inspirante de l'avenir est une source d'énergie et de clarté pour chaque jour de notre vie. Elle nous rappelle ce qui compte, nous motive à avancer et nous guide à travers les défis. En prenant le temps de se connecter à nos aspirations, de visualiser notre avenir idéal et de mettre en place un plan d'action, nous construisons un chemin aligné avec notre véritable essence.

Une vision n'est pas seulement un objectif ; elle est la manifestation de nos valeurs et de nos rêves les plus profonds. En poursuivant cette vision, nous avançons avec un sens renouvelé de la direction, un cœur motivé, et une confiance dans l'avenir.

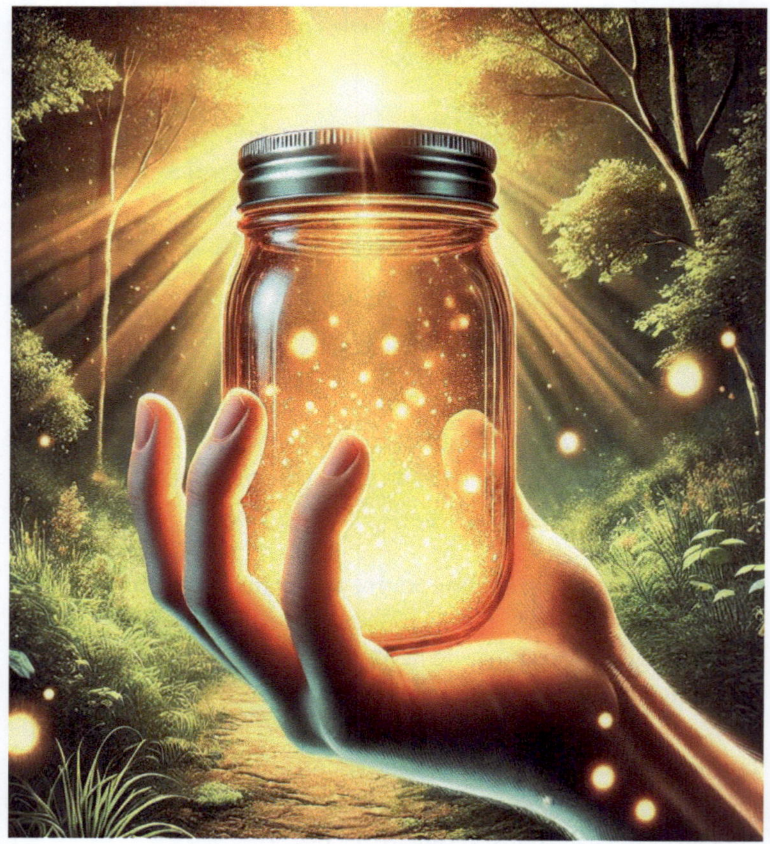

« La gratitude transforme ce que nous avons en suffisant, et même en abondance. »

Introduction à la Gratitude

La gratitude est bien plus qu'un simple sentiment : elle est une manière de percevoir la vie. Lorsque nous nous concentrons sur ce pour quoi nous sommes reconnaissants, même dans les moments de difficulté, nous transformons notre perspective et invitons davantage de positivité dans notre quotidien. La gratitude renforce notre bien-être, nous aide à surmonter les défis et nourrit notre bonheur intérieur. Dans ce chapitre, nous explorerons comment intégrer la gratitude dans chaque journée pour vivre avec plus de sérénité et d'épanouissement.

Développer une Attitude de Reconnaissance

Développer la gratitude demande un effort conscient, mais elle peut devenir un réflexe naturel avec le temps. Adopter cette attitude consiste à prêter attention aux aspects positifs de notre vie, qu'ils soient grands ou petits.

Exercice : Journal de Gratitude Quotidien

1. **Choisissez un moment calme :**
   Chaque soir ou matin, prenez quelques minutes pour réfléchir aux moments positifs de votre journée.

2. **Notez trois éléments de gratitude :**
   Écrivez trois choses pour lesquelles vous êtes reconnaissant(e), que ce soit un sourire reçu, un moment de calme ou un accomplissement personnel.

3. **Ressentez la reconnaissance** :
Prenez quelques secondes pour ressentir la satisfaction et l'apaisement que ces éléments vous apportent.

Cet exercice aide à renforcer une attitude de gratitude, en orientant votre esprit vers les aspects positifs de chaque journée.

Anecdote Inspirante : La Transformation par la Gratitude

Emma, après avoir traversé une période difficile, a commencé à tenir un journal de gratitude. Chaque soir, elle notait trois choses pour lesquelles elle était reconnaissante, même les jours où le positif semblait minime.
Au fil du temps, elle a remarqué un changement profond : sa perspective s'élargissait, ses relations s'amélioraient, et elle se sentait plus calme et confiante. La pratique de la gratitude lui a permis de retrouver la joie au quotidien, même dans les périodes de doute.
Cette histoire montre comment la gratitude, même dans les moments difficiles, peut transformer notre manière de vivre et de percevoir les événements.

Pratiques de Gratitude au Quotidien

Intégrer la gratitude dans notre quotidien peut être simple et naturel. Par de petits gestes et des pratiques régulières, nous renforçons notre sentiment de plénitude et d'abondance.

Exercice : La Gratitude envers les Autres

1. **Exprimez votre reconnaissance** :
   Prenez le temps de dire "merci" ou d'exprimer votre gratitude à quelqu'un qui vous a soutenu, inspiré ou aidé.

2. **Faites un geste bienveillant** :
   Un simple message, un sourire ou un geste d'attention peut faire toute la différence dans une journée.

3. **Tenez un journal des interactions positives** :
   Notez une interaction qui vous a marqué(e) ou vous a fait du bien. Cet exercice favorise un état d'esprit reconnaissant envers les personnes qui enrichissent votre vie.

Ces petites actions de gratitude envers les autres renforcent les liens et instaurent une atmosphère de bienveillance.

Liste de Gratitude pour les Relations

Les personnes autour de nous sont une source précieuse de soutien, d'inspiration et d'amour. Prendre le temps de leur exprimer notre reconnaissance renforce ces liens et cultive un climat de positivité.

Exercice : Liste de Gratitude Relationnelle

1. **Notez cinq personnes qui comptent pour vous** :
   Écrivez leurs noms et ce que chacune d'elles apporte de positif dans votre vie.

2. **Exprimez votre gratitude** :
Si vous en avez l'opportunité, prenez un moment pour leur dire ce que vous appréciez chez elles.

3. **Revenez à cette liste régulièrement** :
Revisitez cette liste pour vous rappeler l'importance de ces relations et pour nourrir un sentiment de gratitude envers vos proches.

Cet exercice aide à renforcer votre connexion avec les autres et à reconnaître l'impact des relations positives dans votre vie.

Rituels de Gratitude pour Structurer la Journée

Adopter des rituels de gratitude simples à différents moments de la journée peut renforcer cette habitude et en faire un ancrage positif.

- **Rituel Matinal** :
Prenez quelques secondes chaque matin pour penser à trois choses pour lesquelles vous êtes reconnaissant(e) avant de commencer la journée.

- **Gratitude avant le Repas** :
Avant chaque repas, exprimez de la gratitude pour la nourriture que vous allez manger et pour les efforts de ceux qui ont contribué à la préparer.

- **Réflexion en Fin de Journée** :
Avant de dormir, pensez à un moment de la journée que vous avez particulièrement apprécié, aussi simple soit-il, et remerciez-vous de l'avoir vécu.

Ces rituels créent une continuité dans la pratique de la gratitude, aidant à maintenir une perspective positive tout au long de la journée.

Les Effets de la Gratitude sur la Vie

La gratitude a un impact immense sur notre bien-être émotionnel et mental. Elle réduit le stress, améliore la santé physique et renforce les relations en créant une ambiance de positivité.

- **Émotionnellement** :
  La gratitude réduit les pensées négatives en remplaçant les préoccupations par une reconnaissance sincère.

- **Physiquement** : Des études montrent que les personnes qui pratiquent la gratitude ont tendance à mieux dormir et à ressentir moins de symptômes physiques liés au stress.

- **Relationnellement** : En exprimant de la gratitude envers les autres, nous renforçons les liens et créons un environnement social de soutien et d'encouragement.

Ces bienfaits font de la gratitude une pratique essentielle pour ceux qui cherchent à vivre avec plus de paix et de positivité.

Conseils pour Maintenir la Gratitude même en Période Difficile

La gratitude est particulièrement puissante en période de difficulté. Pratiquer la gratitude dans les moments de défi nous aide à conserver un état d'esprit positif.

- **Accepter les émotions** : Avant de chercher des éléments de gratitude, il est normal d'accepter les émotions négatives et de leur laisser un espace.

- **Chercher les petits réconforts** : Même dans des périodes difficiles, des petits détails – comme un rayon de soleil ou un message de soutien – peuvent être des sources de gratitude.

- **Retourner aux valeurs fondamentales** : Pensez aux aspects durables de votre vie (famille, amis, passions) et prenez le temps de les apprécier.

Ces conseils peuvent soutenir la pratique de la gratitude même dans les moments où elle semble difficile à atteindre.

Conclusion : La Gratitude comme Chemin vers la Sérénité

La gratitude est une boussole qui nous ramène vers l'essentiel, vers ce qui compte réellement. En cultivant la reconnaissance pour les petites et grandes choses de la vie, nous transformons notre manière de voir le monde et de vivre chaque instant. La gratitude, pratiquée au quotidien, nourrit notre épanouissement et notre paix intérieure.

Faire de la gratitude une habitude, c'est choisir de vivre avec un sentiment de plénitude, quels que soient les défis que la vie met sur notre chemin. En adoptant cette pratique, nous construisons une existence plus sereine, épanouie, et alignée avec notre aspiration à la paix intérieure.

Épilogue

Félicitations pour ce chemin parcouru ! Ce livre est une invitation à cultiver une vie de clarté, de paix et de connexion profonde avec vous-même. En appliquant les pratiques et les exercices que vous avez découverts, vous avez engagé un véritable parcours de transformation intérieure, alliant développement personnel et spiritualité.

Les enseignements de ce livre vous ont guidé pour vous reconnecter à votre être intérieur, libérer les croyances limitantes, et avancer chaque jour avec douceur et authenticité. Continuez à explorer ce chemin spirituel et personnel, et rappelez-vous que chaque jour est une nouvelle occasion de progresser vers la plénitude et l'harmonie intérieure.

La Continuité du Voyage Intérieur

"Le développement personnel n'est pas une destination, mais un cheminement, un engagement envers soi-même qui se renouvelle chaque jour."

Le parcours que vous venez de lire est une invitation à explorer de nouvelles dimensions de vous-même et à vivre avec plus de conscience et de clarté. Cependant, ce voyage est un processus continu. Chaque jour offre une nouvelle opportunité d'appliquer les outils abordés dans ce livre, de surmonter les défis, de célébrer les réussites, et de se rapprocher de soi.

La transformation est rarement instantanée. Elle se construit par de petites actions, répétées chaque jour. Même dans les moments difficiles, sachez que vous pouvez revenir à ces pratiques pour retrouver votre équilibre et votre force intérieure. Ce livre est une première étape – le reste de votre chemin se construit jour après jour, avec patience et bienveillance.

Journal de Progression

Instructions pour le Journal de Progression :

Le journal de progression est un espace pour noter vos réflexions, vos progrès, et vos découvertes personnelles. Utilisez-le pour :

Suivre votre évolution : Notez ce que vous ressentez et apprenez à chaque étape.

- **Clarifier vos objectifs** : Revisitez vos aspirations et ajustez-les en fonction de votre cheminement.

- **Revenir sur les exercices clés** : Notez vos expériences, vos émotions, et vos transformations.

Exemples de Questions pour votre Journal :

- Qu'est-ce qui a changé en moi depuis le début de ce livre ?
- Comment mes valeurs et ma vision ont-elles évolué ?
- Quels obstacles ai-je surmontés et qu'ai-je appris de ces expériences ?

Ce journal vous servira de mémoire et de guide pour votre parcours de développement personnel.

Motivations pour Continuer les Pratiques

Rappels inspirants

Lorsque vous doutez ou que la motivation semble faiblir, revenez à ces quelques phrases pour retrouver un élan et un sens à votre pratique.

- "Chaque petite étape me rapproche de ma meilleure version."

- "Les changements durables se construisent avec patience et constance."

- "Je suis capable de transformer les défis en opportunités."

- "Chaque pratique est une graine de bien-être pour mon avenir."

- "Ma vision est mon guide, et chaque jour est une occasion de l'approcher un peu plus."

Affichez ces phrases là où vous pouvez les voir régulièrement pour rester inspiré et engagé.

Page de Relecture des Thèmes

Pour terminer, voici un aperçu des principaux thèmes abordés, que vous pourrez consulter rapidement pour vous rappeler des pratiques essentielles :

1. **Accueillir et Comprendre ses Émotions :** Développer une relation saine avec ses émotions pour mieux naviguer dans la vie.

2. **Libération des Croyances Limitantes :** Identifier et relâcher les croyances qui freinent notre potentiel.

3. **Clarté et Sagesse Intérieure :** Se connecter à sa propre vision et intuition pour prendre des décisions alignées.

4. **Stabilité Intérieure :** Développer la résilience et rester centré, quelles que soient les circonstances.

5. **Épanouir ses Relations par la Bienveillance :** Cultiver des relations harmonieuses grâce à une communication sincère et une bienveillance active.

6. **Embrasser le Changement et la Transition :** Apprendre à transformer les périodes de transition en opportunités de croissance.

7. **Créer une Vision Inspirante de l'Avenir :** Visualiser et façonner un avenir porteur de sens et de motivation.

8. **Faire de la Gratitude une Pratique Quotidienne :** Nourrir la paix intérieure et l'épanouissement par une pratique régulière de la gratitude.

9. **Bienveillance et Authenticité :** Créer des relations saines et épanouissantes grâce à l'écoute et à la sincérité.

10. **Équilibre et Harmonie :** Trouver un alignement entre corps, esprit et environnement pour une vie sereine et épanouie.

Ces thèmes vous accompagnent sur le chemin du développement personnel, en apportant des outils concrets pour vivre une vie plus épanouie et en harmonie avec vos valeurs.

Remerciements

« La gratitude est la mémoire du cœur. »

Ces quelques mots résonnent profondément en moi, et il me semble naturel de clôturer ce livre par un hommage à celles et ceux qui ont éclairé mon chemin tout au long de ce projet. Ce livre, que vous tenez entre vos mains, n'aurait pas vu le jour sans le soutien, la créativité et la bienveillance de personnes exceptionnelles.

- **A ma femme**
  Pour ton soutien indéfectible et ton accompagnement précieux dans chaque étape de la réalisation de ce projet. Ta présence et tes encouragements m'ont permis de transformer une idée en une œuvre concrète, et je t'en suis profondément reconnaissant.

- **Kouassi JOURJON**
  Pour la mise en page méticuleuse et soignée de ce livre, qui donne à chaque mot l'espace et l'harmonie qu'il mérite. Ton talent et ton attention aux détails ont sublimé ce projet.

- **Eddy SOARES**
  Pour la création d'une couverture à la hauteur des émotions et des messages que ce livre porte. Ton sens artistique et ta capacité à traduire des idées en visuels puissants ont enrichi ce projet de manière inoubliable.

- **Mohamed-Ali GBALÉ**
  Pour ta contribution financière à la promotion de ce livre. Ton soutien généreux et ta confiance en ce projet ont joué un rôle déterminant dans sa portée et son rayonnement.

- **Mikaïl Kazim GBALÉ**
  Pour avoir proposé un titre si évocateur, qui capte l'essence même de ce livre. Tes mots ont su cristalliser l'âme de ce projet et guider les lecteurs vers l'inspiration qu'il porte.

À vous cinq, ainsi qu'à toutes les personnes qui m'ont soutenu d'une manière ou d'une autre, je veux dire merci. Votre entêtement, votre énergie positive et votre foi en moi ont révélé ma créativité et ma singularité. Vous êtes les racines et les ailes qui m'ont permis d'aboutir à cette aventure.

Enfin, à vous chers lecteurs, un immense merci. Par votre curiosité et votre ouverture d'esprit, vous donnez vie à ces pages. Que ce livre devienne une source de sérénité et d'inspiration pour vous, comme vous l'êtes pour moi.

Avec toute ma gratitude,
Mahi Franck Éric GBALÉ